歯科衛生士教育サブテキスト

臨床実習 HAND BOOK

監著：眞木吉信／藤原愛子／高阪利美／石井実和子／泉野裕美

クインテッセンス出版株式会社　2010

Tokyo, Berlin, Chicago, London, Paris, Barcelona, Istanbul, Milano, São Paulo, Moscow, Prague, Warsaw, New Delhi, Beijing, and Bukarest

臨床実習 HAND BOOK

CONTENTS

臨床実習を始める前に
1. 歯科衛生士の役割 …………………………………… 010
2. 臨床実習の目的・目標・評価
   1) 歯科衛生士教育の目標 ………………………… 011
   2) 「臨床実習」と「臨地実習」 …………………… 011
   3) 臨床実習で何を学ぶか ………………………… 012
   4) 実習の評価 ……………………………………… 024

CHAPTER I 実習効果を高めるための準備

1. 実習の心得 ………………………………………… 031
2. 医療安全・事故発生時の対応
   1) 手洗い …………………………………………… 032
   2) 血液・体液暴露の感染対策 …………………… 033
   3) 事故発生時の対応 ……………………………… 035
   4) 院内感染対策チェックリスト ………………… 035
   5) 口腔外科での感染防止対策 …………………… 037
   6) 一次救命処置の手順（心肺蘇生法とAEDの使用：成人の場合） … 038
3. 事前学習の意義
   1) 事前学習 ………………………………………… 039
   2) 臨床実習計画 …………………………………… 040
   3) 臨床実習自己評価 ……………………………… 046
4. 実習をイメージしてみよう
   1) 患者さんの存在 ………………………………… 048
   2) 歯科診療所はこんなところ …………………… 050
   3) 病院の歯科の仕組み …………………………… 052
   4) 歯科訪問診療の仕組み ………………………… 057

臨床実習 HAND BOOK

CONTENTS

CHAPTER II
臨床でみてこよう、学んでこよう 治療の流れと目的

1. 歯科診療所での臨床実習
    1) 歯がズキズキする→急性化膿性歯髄炎である場合 …………………… 062
    2) 噛むと痛い→急性化膿性根尖性歯周炎である場合 …………………… 064
    3) 歯がしみる→象牙質知覚過敏である場合 …………………………………… 066
    4) 詰め物が取れた→二次う蝕である場合 ……………………………………… 068
    5) 定期健診をしてほしい→PMTCを行う場合 ………………………………… 070
    6) 入れ歯が合わなくなった→ティッシュコンディショニングを行う場合 … 072
    7) 入れ歯を作ってほしい→総義歯を製作する場合 ………………………… 074
    8) 歯並びを治したい→歯冠補綴を選択した場合 …………………………… 076
    9) 歯並びを治したい→矯正治療を選択した場合 …………………………… 078
    10) 歯を白くしたい→ホワイトニングを選択した場合 ………………………… 080
    11) 乳歯がなかなか抜けない→乳歯晩期存在がある場合 ………………… 082
    12) 前歯をぶつけた→脱臼した場合 ……………………………………………… 084
    13) 口臭が気になる→口腔由来の口臭の場合 ………………………………… 086
    14) 口内炎ができた→再発性アフタの場合 ……………………………………… 088
    15) うまく食事ができない→嚥下機能低下の場合 …………………………… 090
    16) 歯ぐきから出血する→歯周炎の場合 ………………………………………… 092
2. 病院での臨床実習
    1) 口を開ける時に違和感がある→顎関節症の場合 ………………………… 096
    2) 舌や舌の下側が痛い→唾石症の場合 ……………………………………… 098
    3) 親知らずが気になる→埋伏智歯の場合 ……………………………………… 100
    4) 顔が痛い→三叉神経痛の場合 ………………………………………………… 102
    5) 交通事故で顎を打った→下顎骨骨折の場合 ……………………………… 104
    6) 歯周病が治らない→糖尿病の場合 …………………………………………… 106
    7) 歯を入れたい→インプラントを選択した場合 ……………………………… 108
    8) 家族からの訴え―痰が絡む、口が乾燥している→口腔ケアを行う場合 110

CONTENTS

  9）うまく食事ができない→摂食・嚥下機能障害の場合 ……… 112
 3．歯科訪問診療
  1）在宅訪問歯科診療の流れ ……………………………………… 114
 4．障がい者歯科診療
  1）障がいのある人が来院したら ………………………………… 116

CHAPTER Ⅲ
学んだことを振り返ろう！

 1．実習中の学び・実習記録の書き方
  1）記録の意義 ……………………………………………………… 123
  2）実習中の記録 …………………………………………………… 124
  3）記入上の注意 …………………………………………………… 124
 2．実習終了後の学び
  1）臨床実習の自己評価 …………………………………………… 125
  2）実習施設からの評価 …………………………………………… 127
  3）実習報告会による評価など …………………………………… 128

コラム
 1．休憩の取り方 ……………………………………………………… 028
 2．一次医療（プライマリ・ケア）の重要性を理解しよう！ …… 047
 3．歯肉出血を伴う病気 ……………………………………………… 094
 4．白板症とは ………………………………………………………… 095

これからプロを目指すあなたへ

著者一覧

【監著】

眞木　吉信	東京歯科大学名誉教授
藤原　愛子	元九州看護福祉大学看護福祉学部口腔保健学科
高阪　利美	愛知学院大学短期大学部歯科衛生学科
石井実和子	東京都歯科医師会附属歯科衛生士専門学校
泉野　裕美	梅花女子大学看護保健学部口腔保健学科

【著者】

石川　裕子	千葉県立保健医療大学健康科学部歯科衛生学科
伊藤　努	東京都港区開業　青山歯科医院
稲本　浩	愛知学院大学歯学部顎口腔外科学講座
植田耕一郎	日本大学歯学部摂食機能療法学講座
遠藤　圭子	東京医科歯科大学大学院医歯学総合研究科
大谷　賢二	日本大学歯学部歯科補綴学第Ⅱ講座
大西　淑美	地方独立行政法人大阪府立病院機構　大阪国際がんセンター歯科
亀井由希子	日本歯科大学附属病院矯正歯科
小泉　寛恭	日本大学歯学部歯科理工学講座
小林　慶介	日本歯科大学附属病院矯正歯科
齊藤　朱美	東京都歯科医師会附属歯科衛生士専門学校
佐藤　秀一	日本大学歯学部歯科保存学第Ⅲ講座
品田佳世子	東京医科歯科大学大学院医歯学総合研究科口腔疾患予防学分野
清水　治	日本大学歯学部口腔外科学講座
須崎　明	愛知県北名古屋市開業　ぱんだ歯科
田中丸治宣	元静岡県立大学短期大学部歯科衛生学科
戸原　玄	東京医科歯科大学大学院医歯学総合研究科高齢者歯科学分野
中野恵美子	目白大学短期大学部歯科衛生学科
永野千恵子	元東京歯科衛生専門学校
仁井谷善恵	広島大学大学院医歯薬保健学研究科口腔健康科学講座
白田　チヨ	東京医科歯科大学大学院医歯学総合研究科
平野　滋三	東京都千代田区開業　神田駅前平野歯科クリニック
福島　正義	新潟大学名誉教授
船奥　律子	四国歯科衛生士学院専門学校
吉田　陽子	日本歯科大学附属病院矯正歯科
吉沼　直人	日本大学歯学部歯科保存学第Ⅲ講座
和田　久子	島根県歯科技術専門学校歯科衛生士科
※写真提供	東京都小平市・河野歯科医院

（五十音順）

臨床実習を始める前に

臨床実習を始める前に

　いよいよ、臨床実習です。

　臨床実習が始まるということは、皆さんの学習もいよいよ大詰め、歯科衛生士としての基礎学習を仕上げる時期にきたということです。臨床実習では知識や技術の整理・習得をしますが、その一方で、専門職業人・歯科衛生士として社会に出るために、自分は「どのような歯科衛生士になりたいか」を考える場でもあります。

　「歯科臨床」とは、歯科診療所・病院（歯科・口腔外科）に代表されるように、患者さんたちが訪れる場所、治療や予防処置などの歯科保健医療をサービスする場所をいいます。歯科臨床では、歯科医師、歯科衛生士、歯科技工士のほか看護師らがチームを組んで歯科保健医療をサービスしています。今日、歯科衛生士は多様な職場で働くようになりましたが、その90.7％は歯科診療所、4.7％は病院で就業しています。このため、皆さんがこれから始める臨床実習は、3つの特徴を持つ学習活動になります。1つ目は、患者さんを介して学ぶ活動。2つ目は、専門職がチームとして患者さんの健康回復を支援する場で行う学習活動。3つ目は、歯科衛生士の主たる就業場所で行う学習活動です。

　皆さんは、入学以来学内で多数の科目を受講し、知識や歯科衛生の基本技術を身につけてきました。また、専門職業人として人と関わるマナーや倫理規範を学び、コミュニケーション能力も高めてきました。臨床実習では、実体験を通してこれらの学びを確

臨床実習を始める前に

かめ、自己学習によって学びを深めます。臨床の場で見聞し実習した事柄を教科書や関連書で確認し、指導教員の指導を得て、知識を整理し、基本技術を修得してください。また、ことの理由をよく考える力、判断する力、および自分を律する力を高めてください。教科書には、基本が書かれています。臨床における見学や実体験をもとにして教科書を読み返すことで、ある事柄については納得でき、その一方で何がわかっていないのかを明確にすることができます。しかし、臨床という総合的な学習の場での学びには、考える手がかりが必要となるかもしれません。そのような時にも、このハンドブックを活用してください。

　臨床実習とは、歯科衛生士として行動する基礎能力を習得する一方で、自らの歯科衛生士像を明らかにする（どのような歯科衛生士になりたいかを考える）ための学習活動です。指導にあたってくださる歯科衛生士指導教員とふれあい、業務展開をよく見学してください。それによって歯科衛生士の役割を理解し、歯科衛生士としての自分の将来像を明確にする手がかりを得ることができます。また、皆さんの学校が示す臨床実習の一般目標および行動目標は、皆さんが学習を続けていくうえでの"道しるべ"になります。臨床では学内の授業とは異なる発見や気づきを楽しむことができます。皆さんを実習生として迎えてくださるスタッフ（指導教員たち）はもちろん、患者さんに対する感謝の気持ちを持って、さあ、臨床実習に出かけましょう！

臨床実習を始める前に

1. 歯科衛生士の役割

　これから皆さんが実習をする"歯科臨床"とは、どういう場所でしょうか。歯科臨床は、患者さんが「健康を回復したい、健康でいたい」ことを願って訪れる場所です。歯科保健医療に関わる専門職がチームを組んで患者さんの健康支援をする場所です。また、歯科保健医療に関わる専門職が、患者さんの健康支援をするために知恵を働かせ能力を発揮して、自分自身の毎日を充実させる場所です。

　チームメンバーの一員である歯科衛生士は、大きく2つの方向から患者さんの健康の維持・回復を支援します。1つの方向は、歯石をとったり仮封をしたり、あるいはおやつのとり方について助言をしたりする、歯科衛生業務の実施による直接的な健康の維持・回復支援です。もう一方は、患者さんがよりよい歯科診療を安心して安全に受けられるようにする間接的な健康支援です。歯科治療は歯科医師によって行われますが、歯科衛生士がバキュームを使用して施術野をクリアにしたり、素早く必要な器材を手渡したりすることによって、歯科医師は治療に集中して正確さを高めることができます。また、歯科衛生士が患者さんの様子を観察しながら歯科医師のアシストをすることによって、患者さんは、より正確な治療を安全に安心して受けることが可能になります。「こんな風に治してほしい」という患者さんの考えや「ちょっと痛いのだけど……」という患者さんの不安を歯科医師が理解することによって、患者さんの治療に対する安心度・満足度は高まります。患者さんの様子を観察して、このような患者さんの考えや気持ちを表出させる、歯科医師に伝えることも歯科衛生士の重要な役割であり、その役割を的確に果たすことが患者さんのよりよい健康を回復することにつながります。

臨床実習を始める前に

2. 臨床実習の目的・目標・評価

　歯科衛生士としての専門的な基礎知識・基礎技術を身につけた皆さんは、いよいよ臨床実習の現場に立つことになります。ここでは、毎日変化に富んだ医療現場を体験することでしょう。時には、新たな感動に出会ったり、人生の縮図を垣間見ることもあります。ここで皆さんが習得しなければならないことは、専門職としてニーズに応じた適切な動きやケアをどのように提供することが必要なのかということです。指導教員の下での学習プロセスを経て、自ら歯科衛生士としての基礎的技術を学び、実体験を通して専門的な能力・態度のあり方を体験してください。それを通して自分の価値観や思考の特性に気づき、さらに人間関係を深め、成長することができます。それが「臨床で学ぶ」ことの目的です。

1) 歯科衛生士教育の目標

1. 歯科衛生に関する臨床技術にすぐれていること
2. 歯科保健指導・健康づくり支援能力にすぐれていること
3. コミュニケーション能力があること
4. 管理・マネージメント能力があること
5. 歯科および歯科以外の医療職種とチームワークをとることができること
6. 公衆歯科衛生的能力[注]・素養があること
7. 歯科衛生に関する研究能力があること
8. 歯科衛生士の仕事について高い倫理観、責任感を持ち、判断や行動ができること

(平成18年度厚生労働科学研究費補助金　医療安全・医療技術評価総合研究事業「歯科衛生士教育における臨地実習指導のあり方とその到達目標に関する研究」より)
注) 地域における組織的な歯科保健医療活動をいう

2)「臨床実習」と「臨地実習」

区分	内容
臨床実習	臨床予備実習に続いて行われる、歯科診療所もしくは病院歯科等における、**患者を対象とした**実習
臨地実習	上記の実習以外の公衆衛生の中の公衆歯科衛生現場や社会福祉施設における実習をいう。幼稚園、保育所、小学校、中学校、保健所、市町村保健センター、口腔保健センター、企業、社会福祉施設、在宅の訪問歯科診療所などで行われている現場を対象とした実習

(平成18年度厚生労働科学研究費補助金　医療安全・医療技術評価総合研究事業「歯科衛生士教育における臨地実習指導のあり方とその到達目標に関する研究」より)

臨床実習を始める前に

3) 臨床実習で何を学ぶか

　臨床実習では歯科衛生士が日常業務として行っている内容について学びます。歯科衛生士の業務内容を基礎実習をふまえ、現場での見学や実施をすることにより応用編として知識・技術・態度の面から学習します。また臨床実習の進度に合わせ行動目標を設定し実習を進めます。

(1) 臨床実習で学ぶ内容

実習分野	実習項目	実習分野	実習項目
診療介助業務	受付 患者誘導・患者対応 消毒・滅菌 環境整備 器材管理 薬剤管理 医療廃棄物の管理	歯科予防処置	手用スケーラーによるスケーリング 各種スケーラーによるスケーリング ルートプレーニング シャープニング 口腔清掃・歯面研磨 PMTC フッ化物局所応用 小窩裂溝填塞 フッ化ジアンミン銀
歯科診療補助（1）	エックス線写真撮影補助 エックス線写真現像補助 バキューム操作 セメント練和 印象材練和 麻酔の補助 模型作製の補助 ラバーダム防湿 検査・診査測定の補助	歯科保健指導	ブラッシング指導 栄養指導 患者継続管理指導 患者とのコミュニケーションのとり方 生活習慣の指導 アセスメントのとり方
歯科診療補助（2）	う蝕治療（保存）の補助 歯周治療の補助 歯科補綴の補助（インプラントも含む） 歯科矯正の補助 小児歯科の補助 口腔外科の補助	在宅歯科診療	在宅歯科診療の補助 訪問歯科保健指導 口腔ケア 口腔機能低下スクリーニング 口腔機能訓練 高齢者との会話法

(2) 臨床実習の進度に合わせた行動目標（例）

臨床実習Ⅰ期

期間：2学年（後期）	
実習内容	・医療人としての姿勢を学ぶ ・感染予防対策の目的を理解し、方法を習得する ・患者の主訴を把握し、治療の流れを理解する ・各処置の適応症・目的・術式・患者説明を理解する ・指示された器材を準備する ・患者誘導をする ・バキューム操作を行う

臨床実習Ⅱ期

期間：3学年（前期）	
実習内容	・歯科診療室の環境整備を行う ・感染予防を実践する ・症例に応じた器材を準備する ・器具・器材の受け渡しを行う ・指示された方法でう蝕予防処置を行う ・指示された方法でスケーリングを行う ・指示された方法でブラッシング指導を行う

臨床実習Ⅲ期

期間：3学年（後期）	
実習内容	・治療の流れを把握したうえで歯科診療介助を行う ・治療の流れを把握したうえで歯科診療補助を行う ・患者管理を目的とした指導計画の立案と業務記録の作成を行う ・患者管理を目的とした予防処置・保健指導を実践する

（「東京都歯科医師会歯科衛生専門学校臨床実習」参照）

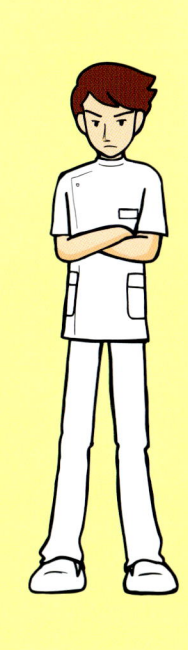

臨床実習を始める前に

ステップ1　臨床実習での目的・目標のヒント！

臨床実習では、何を学ぶのか実習目標の計画を立てて、このように実習すれば目標を達成できるであろう、という仮説を作成します。臨床実習が進むにつれて実習内容は深くなるものです。そのために、行動目標や実習内容に関する計画は毎週、毎日、経時的に立てていきます。

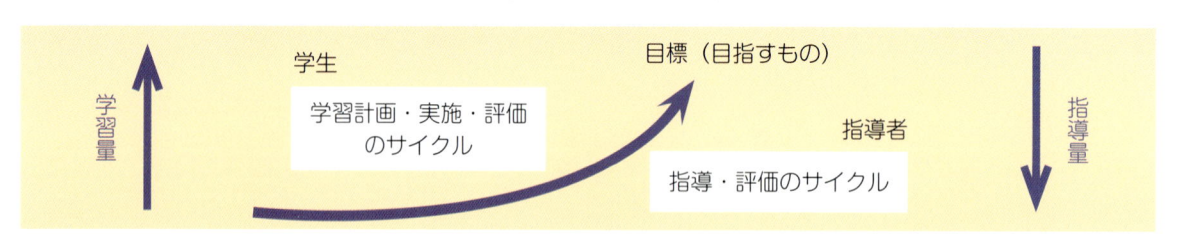

学習量　学生　学習計画・実施・評価のサイクル　目標（目指すもの）　指導者　指導・評価のサイクル　指導量

ステップ2　臨床実習での目的・目標のヒント！

（1）いろいろな対象者と積極的にかかわり、対象者を理解する努力をする。
（2）基礎実習で学んだ知識や技術を臨床の場で展開しながら、あらゆる場面で応用できる技術を体験する。
（3）歯科医療関係者としての認識を持ち行動を身につけることができるようにする。
（4）自ら積極的に学ぼうとする姿勢を持つ。
（5）どんな歯科衛生士になるか、実習を通して目標を見いだす。

ステップ3　臨床実習の実際

臨床実習では、学校側と臨床実習側の指導が協同して学生の指導にあたります。学校側としては、①実習全体の計画立案、②実習現場との連絡整理による教育環境の整備（人物、物的）、③実習患者の選定依頼、④実習状況の確認と対策、⑤反省会、⑥実習の評価などを行います。

一方、臨床実習先としては、①学校側と協議（実習目的、目標、内容、実習方法、実習生数など）、②実習環境の整備（指導体制など）、③学習への支援（技術指導、助言、実習記録の添削、評価など）、④実習評価の情報提供などのそれぞれの役割の上で、臨床実習が進められています。

臨床実習を始める前に

以下表1～15に、臨床実習の行動目標（例）を示します。

表1　医療人としての基本姿勢

見学・実習項目	行動目標
身だしなみ 挨拶 患者対応 態度	身だしなみを整える
	明るい挨拶や返事をする
	患者の話を傾聴する
	守秘義務を厳守する
	マナーやルールを守る
	公私を区別する
	患者やスタッフと良好なコミュニケーションを図る
	体調を整え自己管理する
	学習意欲を持ち実習に取り組む
	実習学生として自覚と責任感を持つ
	疑問や不明なことは自ら調べ質問する
	指導や助言を受け止め行動に活かす
	患者やスタッフに対し感謝と敬意を表す

表2　受付業務・環境整備

見学・実習項目	行動目標
受付	保険証の内容を述べる
	問診表の記載内容を確認する
	診療録の準備、確認
環境設備・器材準備	基本セットの準備を行う

表3　カルテの口述筆記

見学・実習項目	行動目標
カルテの口述筆記	カルテ記載内容を述べる

表4　感染予防対策・臨床検査法・救急処置・心肺蘇生

見学・実習項目	行動目標
感染予防対策の知識	感染のリスク分類を述べる
	各リスクの対策を述べる
	器具の洗浄と管理性質に応じた消毒・滅菌方法を述べる
	医療現場における危険について述べる
感染予防対策管理	消毒薬を使用する（温度・濃度・時間）
感染予防対策の実践	手指消毒を実践する
	器具の洗浄と管理を行う
	滅菌の各種機械を操作する
	一般器具の消毒・滅菌を行う
	患者の安全に配慮する
臨床検査法 救急処置 心肺蘇生	バイタルサイン測定の目的を述べる
	バイタルサイン測定方法を述べる
	緊急時の対応方法を述べる
	心電図の測定内容を述べる
	AED使用時の注意事項を述べる
	AEDの操作方法を述べる

臨床実習を始める前に

表5　エックス線写真

見学・実習項目	行動目標
エックス線写真撮影	エックス線写真撮影の防護方法を述べる
	デンタルエックス線写真（二等分面法）撮影時の部位ごとのエックス線写真の診査目的を述べる
	咬合法撮影時の部位ごとのエックス線写真の診査目的を述べる
	咬翼法撮影時の部位ごとのエックス線写真の診査目的を述べる
	パノラマエックス線写真撮影時のエックス線写真の診査目的を述べる
	頭部エックス線写真規格撮影法のエックス線写真の診査目的を述べる
エックス線写真の現像と管理	フィルムの現像方法の手現像の特徴を述べる
	フィルムの現像方法のインスタント現像の特徴を述べる
	フィルムの現像方法の自動現像の特徴を述べる
	デンタルエックス線写真の現像を行う
	パノラマエックス線写真の現像を行う

表6　材料の取り扱い

見学・実習項目	行動目標
模型作製	石膏の種類と混水比を述べる
	研究用模型（スタディモデル）の目的を述べる
	作業用模型の目的を述べる
	アルジネート印象材の特徴を述べる
個人トレー 個歯トレー作製	目的を述べる
	指示された器具・器材を選択する
セメントの取り扱い	各種合着材の成分を述べる
	各種合着材を練和する
	各種接着材の成分を述べる
	各接着材の前処理を準備する
	各接着材を練和する

表7　共同動作

見学・実習項目	行動目標
案内 指導	患者に声かけをする
	患者の案内・誘導を行う
	患者を見送る
バキューム操作 ライティング操作	バキュームの禁忌部位を述べる
	各種治療時にバキューム操作を行う
	スリーウェイシリンジ操作を行う
	ライティングを行う

表8　麻酔

見学・実習項目	行動目標
局所麻酔 （表面麻酔） （浸潤麻酔） （伝達麻酔）	針刺し防止対策を述べる
	各種局所麻酔の適応症・麻酔薬を述べる
	指示された器具・器材を選択する
	ショックやアレルギー反応への対応方法を述べる
	偶発時の応急処置の方法を述べる

表9 う蝕予防処置・スケーリング・ルートプレーニング・保健指導・ホワイトニング

見学・実習項目	行動目標
フッ化物局所応用 （綿球法）（トレー法） （イオン導入法）（洗口法）	適応症・術式・処置後の患者指導内容を述べる 指示された器材を選択する フッ化物配合歯磨剤の効果を述べる
フッ化ジアンミン銀の応用	適応症・術式・処置後の患者指導内容を述べる 指示された器材を選択する
小窩裂溝填塞法（シーラント）	適応症・術式・処置後の患者指導内容を述べる 指示された器具・器材を選択する
口腔内検査 （探針操作） （プロービング）	触診の目的を述べる 歯周組織診査の目的を述べる 歯周組織診査の診査方法を述べる
スケーリング （歯石除去）	スケーリングに必要な器材の管理を述べる 手用スケーラーの操作時の注意点を述べる 指示された器材を選択する スケーリングを行う
ルートプレーニング （SRP）	ルートプレーニングの目的を述べる 指示された器具・器材を選択する ルートプレーニングを行う
歯面研磨	スケーリング後の歯面研磨の目的を述べる 指示された器具・器材を選択する 表面研磨を行う
プロフェッショナルメカニカル トゥースクリーニング （PMTC）	PMTCの目的を述べる 指示された器材を選択する プロフェッショナルトゥースクリーニングを行う
保健指導	各種ブラッシング法を述べる 指導教員のブラッシング指導を聞き取る 歯磨剤の使用目的を述べる 補助器具（デンタルフロス、歯間ブラシ、ワンタフトブラシなど）の使用目的を述べる ブラッシング指導（TBI）を行う 指導教員の食生活習慣、生活習慣指導を聞き取る 保健指導を行う
ホワイトニング	適応症・術式・処置後の患者指導内容を述べる 指示された器材を選択する

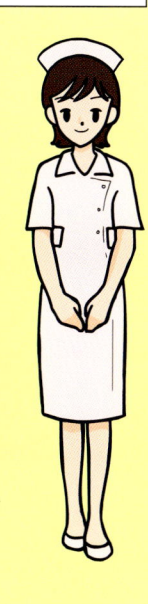

臨床実習を始める前に

表10 保存処置治療

見学・実習項目	行動目標
窩洞形成	窩洞形成およびブラックの窩洞分類について述べる 使用切削器具の名称、用途を述べる 歯髄保護についての理解をする 　①裏装と覆髄の理解 　②裏装材、覆髄剤の種類を述べる 　③器具の準備を行う バキューム、スリーウェイシリンジの目的と介助の技術を習得する
コンポジットレジン修復 グラスアイオノマー修復	レジン・グラスアイオノマー修復の特徴、術式を述べる 部位、適応症、窩洞形態に合わせた器具の準備を行う ラバーダム防湿の目的を述べる 隔壁法の手順を述べる 使用器具の理解をする
インレー・アンレー合着	インレー・アンレーについての特徴・術式を述べる 操作手順にあわせ準備を行う 合着剤の種類、取り扱いの理解をする
印象採得	印象の目的を述べる 印象剤の種類、特徴を理解し、正しい取り扱いを行う 操作手順にあわせ準備を行う 練和と受け渡しの技術、タイミングを習得する
抜髄	麻酔抜髄の目的・術式・使用器具・薬品の理解をし、述べる 準備、手順を把握（ラバーダム防湿の目的理解と介助の技術）する 麻酔時における患者への配慮をする
根管治療	根管治療の目的・術式・使用器具・薬品の理解をし、述べる 準備、手順を把握（ラバーダム防湿の目的理解と介助の技術）する
根管充填	根管充填の目的・術式・使用器具・薬品の理解をし、述べる 準備、手順の把握をする（ラバーダム防湿の目的理解と介補の技術） 根管充填材の種類、特徴の理解、練和の技術を習得する 器具の受け渡しの技術、タイミングを習得する
ラバーダム防湿	ラバーダム防湿の目的、手順、使用器具の理解をする 穿孔位置、クランプの選択をする 患者への説明と配慮をする
仮封	仮封の目的、仮封材の種類、特徴の理解をし、述べる 仮封材の取り扱い、練和の技術を習得する 適切な器具の選択と取り扱いをする 仮封時の注意点（口腔粘膜や咬合への配慮など）を述べる

表11　補綴処置治療

見学・実習項目	行動目標
全部床・部分床義歯印象採得	義歯の理解（種類・構成・目的）をし、述べる 準備と治療経過を述べる 筋形成の目的を述べる 印象材を理解（種類・取り扱い）する 印象材の練和・受け渡しの技術とタイミングを習得する
咬合採得 （ゴシックアーチ含む）	準備と治療経過を述べる 咬合採得（ゴシックアーチ）について述べる
人工歯選択	目的に応じたシェードガイド・モールドガイドについて述べる
ロウ義歯試適	準備と治療経過を述べる ロウ義歯の試適について述べる
義歯装着	義歯の種類と構成について述べる 義歯の取り扱いの理解ができる
義歯清掃	義歯清掃の技術を学び習得する
補綴物装着患者衛生指導	補綴物に適した指導内容と指導方法を把握して指導する
支台築造用形成	支台築造の理解（種類・目的）をし、述べる バキューム操作を行う
支台築造用印象採得	準備と治療経過について述べる 印象材の練和・受け渡しの技術とタイミングを習得する 印象の目的を述べる
支台築造装着	準備と治療経過について述べる セメントの練和・受け渡しの技術とタイミングを習得する
支台歯形成	支台歯の理解をし、述べる バキューム操作を行う
冠・橋義歯印象採得	冠・橋義歯の理解（種類・構成・目的）をし、述べる 準備と治療経過について述べる 印象材の理解（種類・取り扱い）をする 印象材の練和・受け渡しの技術とタイミングを習得する
冠・橋義歯装着	準備と治療経過について述べる セメントの練和・受け渡しの技術とタイミングを習得する
アルジネート印象採得	準備と治療経過について述べる 印象材の練和・受け渡しの技術とタイミングを習得する 印象材・固定液の理解をし、述べる

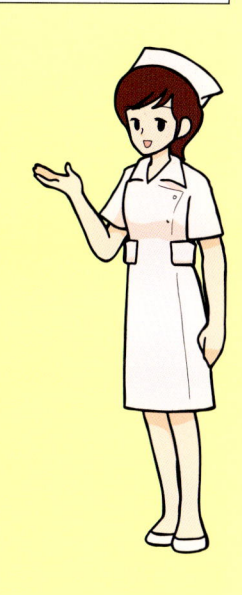

臨床実習を始める前に

表12 小児歯科治療

見学・実習項目	行動目標
初診見学	主訴と口腔内状態を把握する 治療計画を把握する
非協力児介助	行動的対応法を理解する 抑制的対応法を理解する 開口器・抑制器具の種類を述べる 頭・手足の固定を理解する 嘔吐時の対応を理解する バキューム操作（口唇・舌の排除）を行う
歯冠修復（乳歯冠以外）	保存処置、治療に準ずる
歯髄処置 生活歯髄切断法（生切）	生切についての理解（目的・種類）をする 術式を述べる 使用器具・薬品を理解する
抜髄、根管治療・根管充填	保存処置、治療に準ずる 乳歯根管充填（永久歯との違い）を理解する
乳歯冠	乳歯冠についての理解（適応症、作製手順）をし、述べる 合着剤の種類を述べる
咬合誘導	咬合誘導の目的について述べる 装置の種類と適応症について述べる 患者指導をする
抜歯	抜歯の適応症について述べる 術後の注意事項を述べる
障がい児・者の介助	障がい名の種類とその理解をする 鎮静法の種類を述べる 障がい児・者の対応を行う
予防処置 予防填塞 フッ化物塗布 フッ化ジアンミン銀塗布	予防処置について目的・手順・適応症を述べる 予防処置を行う 処置後の説明を述べる
保健指導	口腔内・年齢を把握し、必要な指導を行う ヘルマンの歯牙年齢の理解をする 歯ブラシの選択を行う 母親（保護者）への指導（仕上げ磨きなど）を行う 保健指導を行う ブラッシング指導を行う

表13 矯正歯科治療

見学・実習項目	習慣目標
矯正相談	症例の把握をする アングルの不正咬合分類、または不正咬合の種類を理解する 矯正治療の流れを把握する
資料採得	症例を把握（アングルの不正咬合分類、個々の歯の位置異常、咬合の異常、習癖）する 資料内容の理解をする 顎態模型についての理解をする 必要なエックス線写真の種類とその理解をする 準備と治療の流れを把握する 印象材の練和をする
顎外固定装置作製、および調整	装置名と各装置についての理解をする
エッジワイズ装着	ダイレクトボンディングシステムについて述べる ブラケットの種類の把握をする ブラケットの方向を判別する ボンディング材の種類と取り扱いの理解をする 装着時の準備をする 装着時のアシスタントの技術（受け渡し、ボンディング材の盛り方）を習得する
エッジワイズ法	マルチブラケット装置の構成を理解する プライヤー、器具、機械類の名称と用途を理解する
拡大装置	装置名と各装置についての理解（構成、目的、適応症など）をし、述べる 装着時の準備、手順の把握をする プライヤーの名称、用途を述べる
舌側弧線装置	装置名と各装置についての理解（構成、目的、適応症など）をする ろう着についての理解と準備をする
保定装置	装置名と各装置についての理解（構成、目的、適応症など）をし、述べる 保定について述べる 正常咬合について述べる
その他の装置 （機能的矯正装置、タングガードなど）	装置名と各装置についての理解（構成、目的、適応症など）をし、述べる 悪習癖について述べる
口腔内写真	準備と介助を行う 口腔内写真撮影を行う

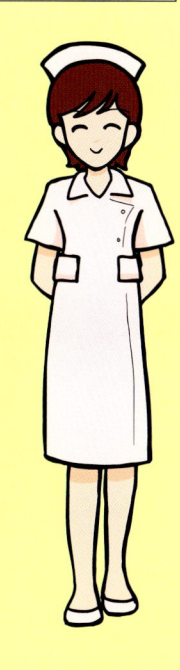

臨床実習を始める前に

表14　歯周治療

見学・実習項目	行動目標
歯周治療	歯周治療の理解をする 歯周治療の進め方の理解をする
歯周外科手術	①歯周ポケット搔爬術 ②新付着術（ENAP） ③歯肉切除術　　　　　以下それぞれの治療の流れを理解する ④フラップ手術　　　　術前の問診、術後の注意を述べる ⑤歯周形成外科手術　　術内容の把握および補助を行う ⑥再生療法
歯周精密検査	歯周精密検査の目的を述べる 歯周精密検査を行う 口腔内写真の撮影介助を行う 口腔内写真撮影を行う 印象採得の介助を行う
歯周外科手術器具 準備・片付け	手術の準備、手術の片付けを行う 替え刃メスの取り付け、麻酔の準備を行う
縫合用器材の取扱と介助	器材の準備を行う
歯周包帯	器材の準備を行う 治療の手順を述べる
手術後の洗浄と抜糸	器材の準備を行う 手術時の介助を行う
咬合調整	器材の準備を行う 治療内容の把握をする
暫間固定	器材の準備を行う 治療内容の把握をする
スケーリング・ルートプレーニング	器材の準備を行う スケーリング・ルートプレーニングを行う
保健指導	患者の把握をする 指導内容の把握をする 保健指導を行う ブラッシング指導を行う

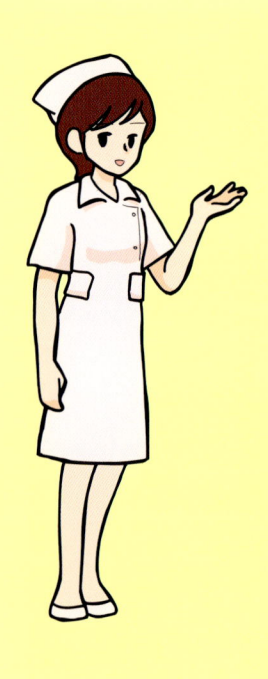

表15　口腔外科

見学・実習項目	習得目標
初診見学	患者の対応について理解する 臨床診断について理解する
小手術の準備	術前の問診を理解する 同意書について理解する 患者の状態を観察する バイタルサインのチェックを行う 術式を理解する 清潔域と不潔域を述べる 感染防護の確認をする 使用器具・器材の名称と用途を述べる 器具・器材の準備をする モニタリング監視下での手術について理解する
薬剤・麻酔剤の準備	麻酔に使用する薬剤・器具を理解する 使用する薬剤について理解する
患者急変時の対応	常備の救急薬剤の理解をする 急変時に使用するモニタリング機器を理解する AEDについて理解する 適切な対応ができる
口腔外科手術	普通抜歯 難抜歯 埋伏歯抜歯 智歯周囲炎 歯肉腫瘍 歯根嚢胞 顎関節症 舌小帯短縮症 上唇小帯過短症 歯の脱臼 歯の骨折 顎関節脱臼 粘液腫 ガマ腫 エプーリス 唾液腺炎 唾石症 三叉神経痛 歯槽骨整形術 顎変形症 口唇口蓋裂 粘膜疾患　　　　　各手術について目的・手順を理解する 使用器具の準備をする 手術の介助をする 患者の様態を観察する
抜歯後	抜歯後の注意を説明する
手術後の洗浄と抜糸	器具の準備をする 治療の介助をする

臨床実習を始める前に

4）実習の評価

　臨床実習評価は、臨床で実践した能力を判定するためのものです。臨床実習を通して、自らの行動に責任を持つことの重要性を学び、実践につなげていきます。まずは、臨床に出る前の準備として知識・技術・態度を学び「事前的評価」をします。さらに実習期間中には、知識・技術・態度の能力が事前に設定されている目標に到達できているかどうかを評価し、実習目標の達成状況や、学習の進行状況などをフィードバックします。これにより、学習不足部分を明確にした「形成的評価」を行い、臨床的知識、技術、態度の習得を補いながら臨床実習を進めていきます。最後に臨床実習の「総括的評価」が、習得した臨床能力を総括して成績をつけるために実施されます。以降、形成的評価を重ねることによって実習目標の達成度や能力が最終的に評価していきます。

表16　実習生を主体とした実習評価内容の一例

時期		開始前	実習中	終了後
実習生の活動		学習準備をし、スタートに備える ・社会人としてのマナー確認 ・健康管理 ・情報収集 ・事前学習 ・実習計画	目標達成、フィードバックを行いながら進める ・実習 ・実習記録 ・自己評価 ・チェックリストの活用 ・実習計画の修正	実習の振り返りを行い、今後の実践に活かす ・実習記録の整理 ・実習報告レポート ・実習報告会 ・自己評価
評価方法		事前的評価	形成的評価	総括的評価
評価のねらい		臨床実習で実践できるように学習環境が整っている	実習目標の達成状況や学習の進行状況など、成果を明確にし学習不足を補い実習効果を高めるためのフィードバックをする	実習の成果を確認し、実習目標の到達度や実習能力を総合評価する
評価内容	実習生	・臨床実習事前学習 ・実習計画	・自己評価 ・チェックリスト ・学習レポート ・実習計画の修正	・自己評価 ・実習報告会
評価内容	学校	・臨床予備実習 ・OSCE ・事前学習ノート作り ・実習計画	・臨床実習先からの情報収集 ・チェックリストからの進行状況のチェック ・自己評価のチェック ・学習レポートのチェック ・実習報告書のチェック ・面接	総合評価リスト ・実習指導者からの評価 ・実習記録 ・出席状況 ・実習報告会 ・面接
評価内容	指導者		・実習の評価 ・実習記録の添削 ・カンファレンス	

表17 臨床実習Ⅰ期・Ⅱ期の評価表の一例　　<評価基準>3点：大変よくできている／2点：注意すればできる／1点：あと少しで合格／0点：努力が必要

学習テーマ「歯科衛生士業務の現場を学ぶ」

①概要を知る→　②内容を理解するために調べ、まとめる→　③簡単な業務が行える

項目	内容	指導者のチェック	合計点数	評価基準及び評価
マナー （身だしなみ） （態度）	・化粧・服装は清潔な印象を与える ・髪の毛の始末ができている（前髪、サイド、束ね） ・髪の毛を染めていない ・爪が短くカットされている ・マニキュアをしていない ・ピアスをしていない ・ことば遣いや態度が良い ・実習中、私語は慎んでいる			[A] 24 [B] 21〜23 [C] 20以下 A・B・C
取り組み （積極性・意欲）	・自らの実習計画が説明できる ・自習時間を守ることができる ・疑問点に対して積極的に質問している ・関心のある事柄や症例について、積極的に調べている ・自らすすんで実習に参加している			[A] 15 [B] 12〜14 [C] 11以下 A・B・C
コミュニケーション （協調性）	・スタッフや患者さんに対して挨拶ができる ・指示や呼びかけに返事ができる ・スタッフの業務に協力的である ・よい人間関係ができるよう努力している			[A] 12 [B] 9〜11 [C] 8以下 A・B・C
基礎的知識 （知識）	・オリエンテーションが理解できている ・清潔、不潔の区別ができている ・さまざまな歯科衛生士業務を知っている ・日常的に行われる診療の流れや手順を理解できている ・歯科材料や薬品の種類と使用目的等が理解できている ・歯科診療用器材について理解できている ・指導者からの課題レポート 　課題「　　　　　　　　　　　」			[A] 20、21 [B] 16〜19 [C] 15以下 A・B・C
基礎的テクニック（技能）　歯科診療補助	・患者さんに合わせた誘導ができる ・準備、後片付けができる ・簡単なチェアサイドワークが行える ・歯科材料の取り扱いが正しく行える ・簡単な受付業務ができる			[A] 14、15 [B] 12、13 [C] 11以下 A・B・C
歯科保健指導	・実習施設で使用されている口腔清掃用具の種類や使用目的を知っている ・指示された患者さんへの歯科保健指導ができる ・補綴物装着者への歯科保健指導ができる ・抜歯後の注意が指導できる			[A] 11、12 [B] 8〜10 [C] 7以下
歯科予防処置	・患者さんの口腔状況を把握できる ・口腔内診査の記録ができる ・プロービングやスケーリング、PMTCなどの術式、注意事項をまとめることができる ・う蝕予防処置の術式や注意事項をまとめることができる			[A] 11、12 [B] 8〜10 [C] 7以下 A・B・C

評価者からのコメント（知識、技術も含む）　　　　　　　　　　評価者（　　　　　　　　　　）

臨床実習を始める前に

表18 臨床実習Ⅲ期・Ⅳ期の評価表の一例

<評価基準>3点：大変よくできている／2点：注意すればできる／1点：あと少しで合格／0点：努力が必要

学習テーマ「歯科衛生士業務ができるようになる」

①簡単な業務が行える→　②確実に行える→　③業務の工夫ができる

項目	内容	指導者のチェック	合計点数	評価基準及び評価
マナー （身だしなみ） （態度）	・化粧・服装は清潔な印象を与える ・髪の毛の始末ができている（前髪、サイド、束ね） ・髪の毛を染めていない ・爪が短くカットされている ・マニキュアをしていない ・ピアスをしていない ・ことば遣いや態度が良い ・実習中、私語は慎んでいる			[A] 24 [B] 21〜23 [C] 20以下 A・B・C
取り組み （積極性・意欲）	・自らの実習計画が説明できる ・実習時間を守ることができる ・疑問点に対して積極的に質問している ・関心のある事柄や症例について、積極的に調べている ・自らすすんで実習に参加している			[A] 15 [B] 12〜14 [C] 11以下 A・B・C
コミュニケーション （協調性）	・スタッフや患者さんに対して挨拶ができる ・指示や呼びかけに返事ができる ・スタッフの業務に協力的である ・よい人間関係ができるよう努力している			[A] 12 [B] 9〜11 [C] 8以下 A・B・C
応用的・専門的 知識 （知識）	・オリエンテーションが理解できている ・全身的な疾患の症状や治療法をまとめることができる ・全身的な疾患を有する患者さんの歯科診療時に注意することをまとめることができる ・症例ごとの診療の流れや手順を理解できている ・日常的に行われる診療の流れや手順を理解できている ・指導者からの課題レポート 　課題「　　　　　　　　　」			[A] 15 [B] 12〜14 [C] 11以下 A・B・C
臨床応用的テクニック（技能）　歯科診療補助	・さまざまな患者さんの誘導や配慮ができる ・患者さんとのコミュニケーションをとることができる ・症例ごとの診療の準備ができる ・チェアサイドワークがタイミングよく行える ・歯科材料の取り扱いが正しく行える ・簡単な受付業務ができる			[A] 16〜18 [B] 12〜15 [C] 11以下 A・B・C
歯科保健指導	・幼児への歯科保健指導ができる ・高齢者への歯科保健指導ができる ・歯周疾患患者への歯科保健指導ができる ・症例にあった歯科保健指導が適切に行える ・口腔清掃用具や歯磨材などの使用法を正しく説明できる			[A] 14、15 [B] 10〜13 [C] 11以下 A・B・C
歯科予防処置	・患者さんの口腔状況を把握できる ・口腔内診査の記録ができる ・プロービングやスケーリング、PMTCなどの術式、注意事項をまとめることができる ・う蝕予防処置の術式や注意事項をまとめることができる			[A] 14、15 [B] 10〜13 [C] 9以下 A・B・C

評価者からのコメント（知識、技術も含む）　　　　　　　　　評価者（　　　　　　　　）

MEMO

―COLUMN―

1. 休憩の取り方

＜休憩時間は有効に使いましょう＞

　歯科医院の休憩時間は２時間くらいあります。お昼休憩に昼食を食べて、学生同士おしゃべりに夢中になっていませんか？あるいは、休憩時間中に携帯電話でおしゃべりしたり、メールをやり取りしていませんか？休憩時間も実習のうちです。

　時間を有効に使うためにも自己評価をしてみましょう！

☑ 午前中の実習で、何を学びましたか？

　「できたこと」「できなかったこと」だけを注目せず、目標にたどり着けなかったが、自分ではこのように行ってみた、ここまで達成できた、違う方法でやっていたらどうなっていたか？などについても考えてみるといいですね。

☑ こんなことに気をつけたい

　自分を振り返ってみると、気が弱く引っ込み思案な自分に気づいたり、少し考えて習慣をつける必要があったり、いろいろ改善したほうがいいかなと思われる所が見えてくるはずです。苦手を苦手でなくすることができたらいいですね。こんな風にしたらいいかな？と思うことがあれば、書き出してみましょう。書き出すことによって自分の課題が明確になり、今度は頑張ろうという決意につながりますよ。

☑ 疑問に思ったり、引っかかっていることはない？

　なんだか変だな？どうしてこうなっているのだろう？自分が学んできたこととちょっと違うな？と思うことがあったらまとめておきましょう。臨床実習に入り、毎日同じことを繰り返していると、行動がワンパターンとなり、少し工夫したりするアイディアが浮かばなくなります。"なんかやりにくいな"と思うことは、それを思いつくまま書き出しておきましょう。また、実習中にわからなかったことや、聞きたいこと、知りたいことなど整理して書き出しておくと問題点や改善点など見直すときに振り返りができますよ。

　さあ、こうしていると休憩時間にいろいろ考えることがたくさん出てきますね。臨床実習を有意義なものにするために、学びを深めることができるといいですね。

CHAPTER

I

実習効果を高めるための準備

CHAPTER I

実習効果を高めるための準備

　少しの心がけで、臨床実習ではより多く、より深い学びを得ることができます。

　臨床実習での学習方法は、臨床現場での体験学習、それをレポートにする家庭学習、および指導教員あるいは学内教員による実習指導の組み合せになります。これらの学習成果を上げるために、元気で楽しく毎日の実習に臨むことが大切です。

　そのための1つは自己管理をすることです。時間を有効に使う、食事をきちんととる、睡眠時間を確保する、身支度や提出期限など決められたことを守ることです。その中で、医療人としての基本を身につけてください。また、感染防御や事故防止は基本中の基本であることを肝に銘じて行動してください。2つ目には、礼儀正しいコミュニケーションを心がけることです。スタッフの皆さんには挨拶をしてご指導をお願いし、来院なさる患者さんへの対応は指導教員をよく見習い、わからないことは確かめてからコミュニケートしてください。3つ目は、相手を知って行動することです。患者さんの病態や診療計画、あるいは歯科衛生計画の目的を把握してください。"病診連携"という言葉があるように、病院と歯科診療所は役割を分けていることを知って実習してください。

MEMO

1. 実習の心得

表19　実習の心得チェックリスト

チェック項目	ポイント
☐ 実習場所	★ 道順・目印・移動所要時間を事前に確認
☐ 実習開始時刻	★ 実習準備開始5分前には到着する ★ 雨の日はさらに余裕時間が必要
☐ 実習先への連絡	★ 電話番号・指導教員の名前を控える ★ 事前に実習のお願い（挨拶）をする
☐ 準備物	★ 前日に準備する ★ 実習着はいつも清潔にする ★ 実習靴も週に1回は手入れする
☐ 提出物	★ 提出期限をメモする ★ 提出前に、指示が守れているか、確認する
☐ 身だしなみ	★ 患者さんは、実習生もスタッフとして見ている ★ 実習にあたって指示された身だしなみは？
☐ 健康チェック	★ 体力は気力にもつながる ★ 朝ご飯を食べる・昼食を持って行く ★ 睡眠時間を確保する ★ 「熱っぽい？」と感じたら、体温を計る ★ 欠席等の場合は、簡潔で具体的な連絡をする
☐ コミュニケーション	★ スタッフ全員に対して挨拶する ★ 患者さんへの挨拶は指導者を見習う ★ 返事はコミュニケーションの第一歩 ★ 指示された事柄は復唱する ★ 指示された事柄は、終了時に報告する ★ 臨床の場にふさわしい言葉遣いを見習う
☐ ルール	★ 毎日、目標をもって指導を受ける ★ 「守秘義務」を守りましょう（帰り道や自宅での話題に気をつける）
☐ 学習	★ 調べ学習にも、実習で見聞したことを生かす ★ まず自分で考え・調べて質問する ★ 注意を受けたら、「なぜか？」を考える ★ 指導教員の説明は、患者さんと一緒に聞く ★ 指導教員の実技は、よく観察してまねてみる

CHAPTER I　実習効果を高めるための準備

2. 医療安全・事故発生時の対応

　歯科治療は接触感染のリスクに富む医療行為です。そのため、医療安全管理・院内感染対策などを整備し、医療スタッフ全員が同じ認識を持って感染対策にあたらねばなりません。
　接触感染の主原因は、歯科医療従事者の手指を介した交差感染と医療器具を介しての交差感染ですが、問診や口腔内外の診査だけで、すべての患者さんの感染症を把握することは困難です。したがって、すべての湿性の血液・体液・排泄物等は感染の可能性があるものとして取り扱う「スタンダードプリコーション」（標準予防策）を遵守し、院内感染の防止に努めなければなりません（図1）。

図1　スタンダードプリコーションの考え方

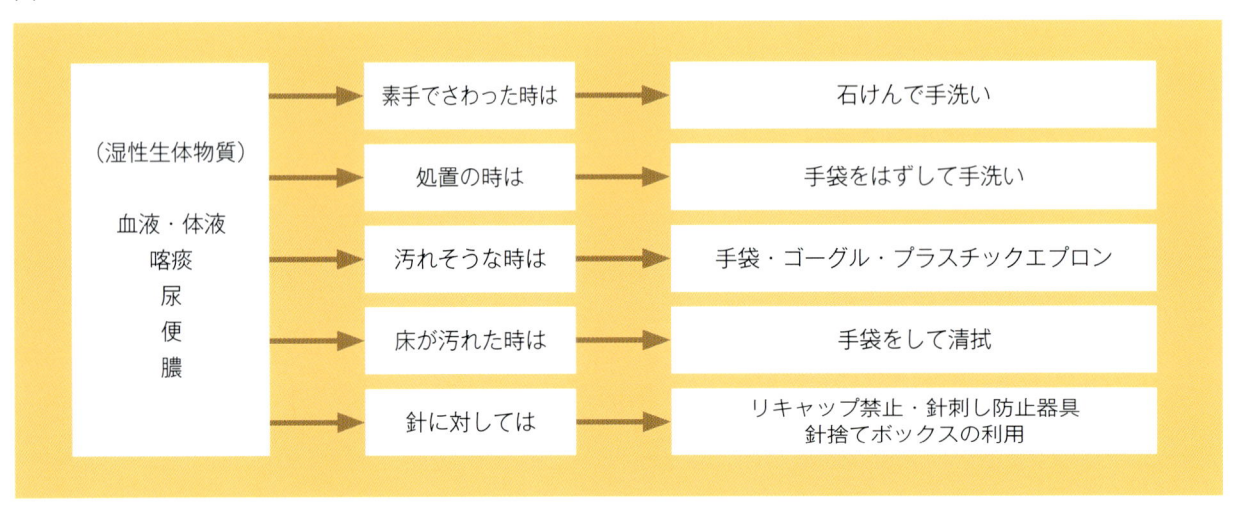

（湿性生体物質）血液・体液 喀痰 尿 便 膿	素手でさわった時は	石けんで手洗い
	処置の時は	手袋をはずして手洗い
	汚れそうな時は	手袋・ゴーグル・プラスチックエプロン
	床が汚れた時は	手袋をして清拭
	針に対しては	リキャップ禁止・針刺し防止器具 針捨てボックスの利用

1）手洗い

　手洗いは、感染経路遮断のための重要な行為であるとともに、感染防止策として最も基本的な手段です。感染する危険性の程度に応じ、表20に示す3つのタイプがあります。また、手洗いミスを起こさないよう、手洗い順序を意識して行うことも大切です（図2）。

表20　手洗い法

種類	方法	目的・状況
日常手洗い (social handwashing)	石けんと流水（10秒以内）（スクラブ法）注1)	感染リスクの少ない時
衛生的手洗い (hygienic handwashing)	消毒薬と流水　　　　　（スクラブ法） アルコール含有消毒薬　（ラビング法）	感染リスクを伴う時
手術時手洗い (surgical handwashing)	消毒薬と流水　　　　　（スクラブ法） （スポンジまたはブラシを使用） アルコール含有消毒薬　（ラビング法）注2)	高い清潔度が要求される時

注1）スクラブ法：洗浄法。泡立てて使用後、流水で流しペーパータオルで拭く。
注2）ラビング法：擦式法。アルコール含有消毒薬をよく擦り込んで乾燥させる。

2. 医療安全・事故発生時の対応

図2　手洗いの手順

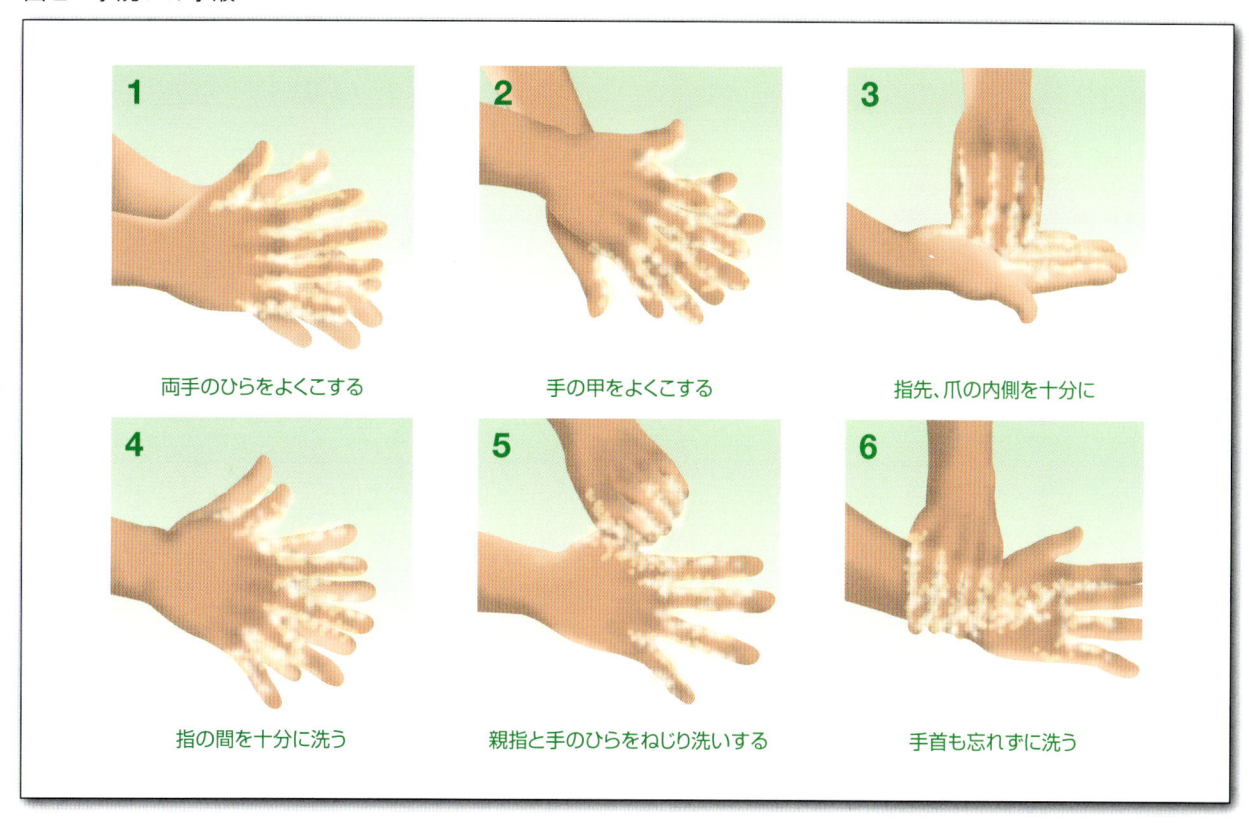

| 1 両手のひらをよくこする | 2 手の甲をよくこする | 3 指先、爪の内側を十分に |
| 4 指の間を十分に洗う | 5 親指と手のひらをねじり洗いする | 6 手首も忘れずに洗う |

2）血液・体液暴露の感染対策

歯科医療従事者は血液・体液（唾液）に多く接触します。特に針刺し・切創事故による感染は院内感染の一つであり、医療従事者は職業的に誰もが院内感染する可能性を持っています。よって事故はいつでも起こりうるという危機意識を持って業務にあたらなければなりません。

図3　針刺し切創事故の予防対策

①手洗いの励行

②必要に応じて、手袋、マスク、ゴーグル、プラスチックエプロン等の防御用具を使用する

③原則として注射針のリキャップはしない（下図左）。やむを得ずリキャップの必要性が生じた場合は、片手リキャップ法で行う（下図右）。注射器の受け渡しはしない。必要なものはアシスタントがトレーに置き、それを術者が取る（ニュートラルゾーンを設定する）

④HBVに関しては抗体検査を行い、抗体がない場合はワクチン接種を行う

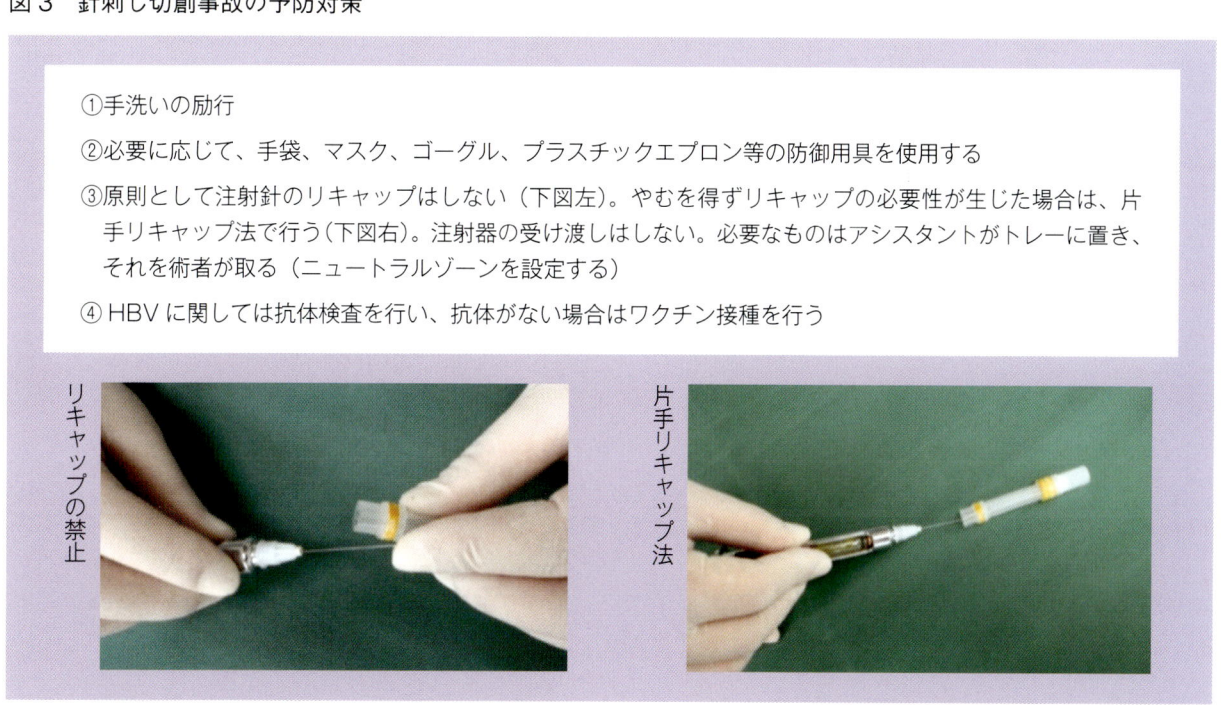

リキャップの禁止　　　片手リキャップ法

CHAPTER I　実習効果を高めるための準備

針刺し切創事故の予防対策、発生時の対処方法を知っておきましょう（図4）。

図4　針刺し切創事故発生時の対処方法

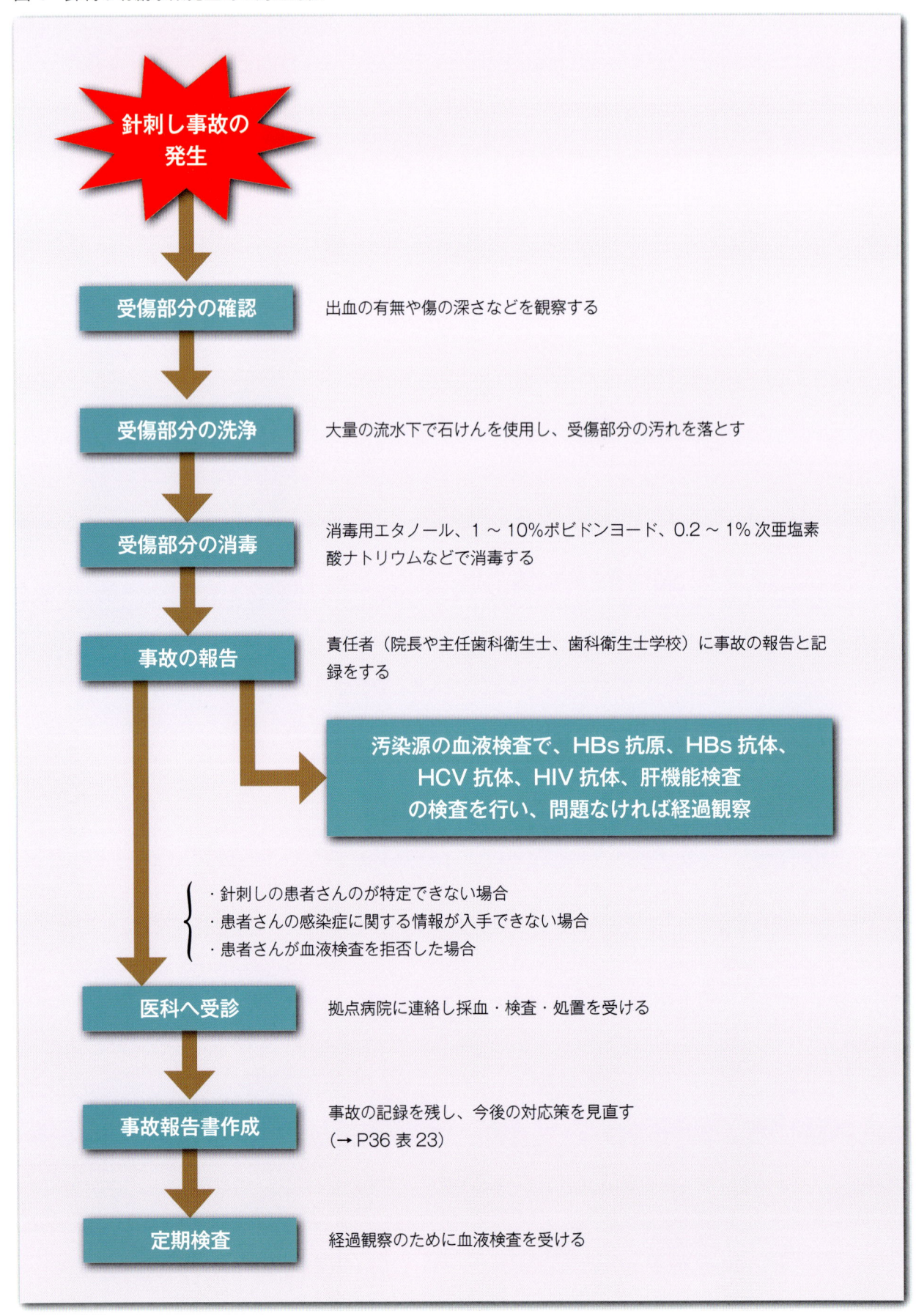

針刺し事故の発生

↓

受傷部分の確認　出血の有無や傷の深さなどを観察する

↓

受傷部分の洗浄　大量の流水下で石けんを使用し、受傷部分の汚れを落とす

↓

受傷部分の消毒　消毒用エタノール、1〜10%ポビドンヨード、0.2〜1%次亜塩素酸ナトリウムなどで消毒する

↓

事故の報告　責任者（院長や主任歯科衛生士、歯科衛生士学校）に事故の報告と記録をする

↓

汚染源の血液検査で、HBs抗原、HBs抗体、HCV抗体、HIV抗体、肝機能検査の検査を行い、問題なければ経過観察

- 針刺しの患者さんのが特定できない場合
- 患者さんの感染症に関する情報が入手できない場合
- 患者さんが血液検査を拒否した場合

↓

医科へ受診　拠点病院に連絡し採血・検査・処置を受ける

↓

事故報告書作成　事故の記録を残し、今後の対応策を見直す（→P36 表23）

↓

定期検査　経過観察のために血液検査を受ける

2. 医療安全・事故発生時の対応

3）事故発生時の対応

事故が発生した場合は指導教員にすぐに申し出て指示を受けて緊急時の対応（表21）をします。それぞれの学校や実習先で事故発生時の対応はマニュアル化されています。実習開始前のオリエンテーションで確認しておきましょう。

また、起きてしまった事故（アクシデント）や重大な事故につながりかねない出来事（インシデント）は、必ず学校にも報告します。その内容は、学校で文書化されて報告書が作成されます。そして、その報告書（P36 表22）は再発予防に役立てられます。報告書を分析することが重要です。

自分ではたいしたことではないと思っても重大な問題であることもあるので、ありのままを報告しましょう。

表21　緊急時の対応（例）

指導教員（指導歯科医師、指導歯科衛生士）に報告

ケース	よく起こる事故	対　応
1	刺傷した！	直ちに血液を押し出し、大量の流水で十分に洗い流す
2	目に入った！	直ちに流水または生理的食塩水で洗い流す
3	口に入った！	直ちに大量の水ですすぐ
4	器具・備品を破損した！	速やかに報告する
5	対象者の服に歯垢染色液をこぼした！	速やかに報告する

4）院内感染対策チェックリスト

院内感染を未然に防ぐには、実習生も含め医療スタッフ全員が同じ意識と能力を持ち、感染予防対策に取り組むことが大切です。日常的に自己点検を実施するよう心がけましょう。

表22 事故およびインシデント報告書の一例

事故およびインシデント報告書

報告書（事故・インシデント）　　　　　　　報告日：平成　　年　　月　　日（　）

学生氏名	学籍番号：　　　　　　氏名：
発生日時	平成　　年　　月　　日（　）　午前・午後　　時　　分
発生場所	
対象者 （本人・対象者）	氏名：　　　　　　　　　　　　年齢： 病名：
事故または インシデント の概要	□学生自身　□対象者　□器具、備品破損等の事故　□その他
事故発生の 状況と経過	（具体的な状況、実習現場での対応、学校への報告、医療機関への受診・連絡、対象者本人・家族への説明、その反応など）
事故発生の原因 学生の意見	
担当教員の 考　察	①未然に防ぎ得たことであれば、どうすれば防止できたか？ ②今後に向けての改善点 担当教員氏名　　　　　　　　　　　　　㊞

確認日	校長	事務局長	教務主任	専任教員	専任教員	専任教員	専任教員
㊞							

2. 医療安全・事故発生時の対応

表23　院内感染対策チェックリスト

<環境>		
☐	歯科用ユニット	消毒液で湿らせた布等で清拭した
☐	診療室の床	診療後に低水準消毒薬を用いモップで清拭した
☐	診療室の掃除	フィルター装備の掃除機を用い、掃除機の手入れを確実に行った
☐	待合室の椅子・調度品	市販の清掃用洗剤と水による清拭を行った
<患者対応>		
☐	歯科治療前の準備	患者さん含嗽用の口腔用消毒薬を準備した
<身だしなみ>		
☐	頭髪	コンパクトにまとめ清潔を心がけた
☐	化粧	華美でなく、健康的な化粧を心がけた
☐	白衣	汚れのない清潔な白衣を着用した
☐	爪・アクセサリー	爪は短く切り、マニキュア・アクセサリーは外した
☐	靴	かかとが低く、つま先が開いていないものを着用した
☐	グローブ	1患者1グローブ交換を実施した
☐	マスク	鼻・口腔を覆うように着用し、患者ごとに交換した
☐	ゴーグル	フェイスシールド付マスクやゴーグルを着用した
<手洗い>		
☐	適切な手洗い	感染リスクに応じた手洗いを行った
☐	手洗い時間	2分以上行った
<器具の消毒・滅菌>		
☐	感染リスク	消毒レベルと滅菌レベルを区別した
☐	消毒・滅菌法	使用した器具別に消毒、滅菌を行った
<廃棄物の管理>		
☐	廃棄物分別	医療用と一般用に分別し廃棄した

5）口腔外科での感染防止対策

観血処置が多い口腔外科では、採血をして感染症の有無を調べていない状況で処置を伴うケースも多く、外科処置の診療補助につく場合においても、個人での感染防護用具の着用が暴露防止には効果的な方法としてあげられています。個人防護用具としては、ディスポーザブルのグローブ、マスク、防護用眼鏡（ゴーグル）、ガウンは着用するとよいでしょう。

ガウン（手術中のOP衣）については、歯科医師は着用しますが補助者は着用しないこともあります。そのため、補助者は袖の長いエプロンの上からゴム手袋を着用する方法もよいでしょう。ゴーグルがない場合は、マスクと防護メガネが一緒になったシールドマスクなどの着用もお勧めです。

図5　口腔外科では個人防護用具を着用する
図6　外科処置の診療補助風景

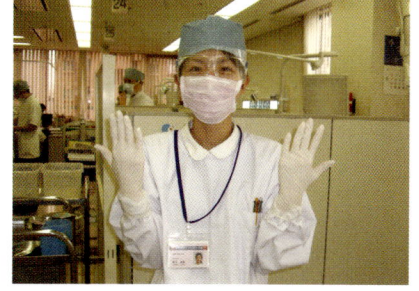

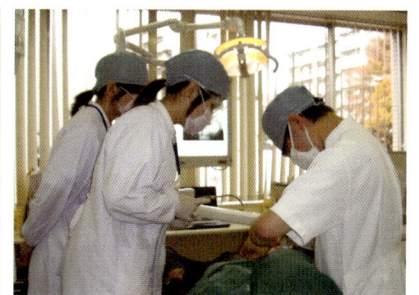

CHAPTER I　実習効果を高めるための準備

6）一次救命処置の手順（心肺蘇生法と AED の使用：成人の場合）

図7　一次救命処置の手順

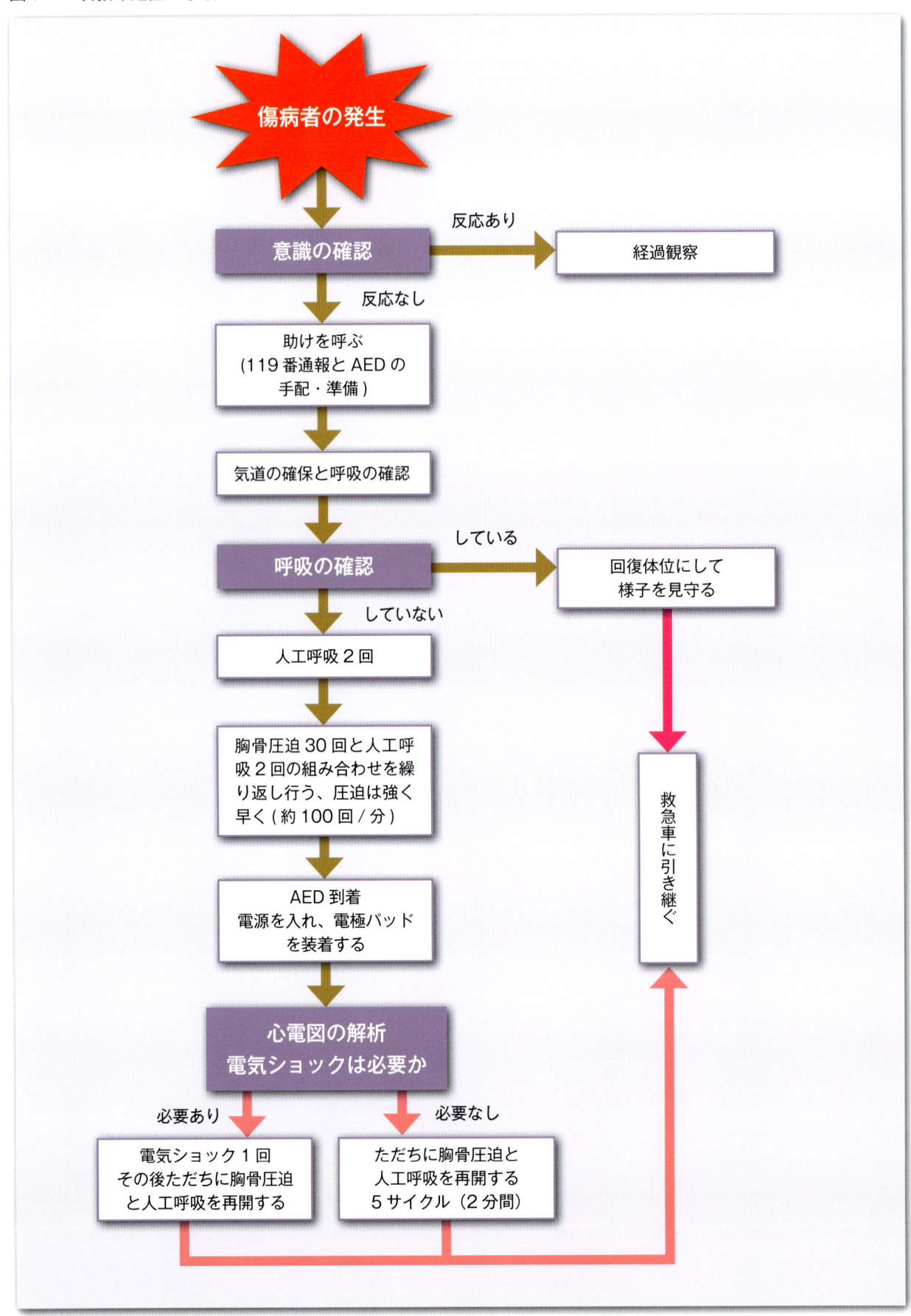

```
                    傷病者の発生
                         ↓
          ┌──────────────┐  反応あり   ┌──────────┐
          │  意識の確認  │ ─────────→ │ 経過観察 │
          └──────────────┘            └──────────┘
                 ↓ 反応なし
          ┌──────────────┐
          │   助けを呼ぶ  │
          │(119番通報とAED│
          │ の手配・準備) │
          └──────────────┘
                 ↓
          ┌──────────────────┐
          │ 気道の確保と呼吸の確認 │
          └──────────────────┘
                 ↓
          ┌──────────────┐  している  ┌──────────────┐
          │  呼吸の確認  │ ─────────→ │ 回復体位にして│
          └──────────────┘            │ 様子を見守る │
                 ↓ していない         └──────────────┘
          ┌──────────────┐                   │
          │  人工呼吸2回 │                   │
          └──────────────┘                   │
                 ↓                           │
          ┌──────────────────┐              │
          │ 胸骨圧迫30回と人工呼│              │
          │ 吸2回の組み合わせを繰│              │
          │ り返し行う、圧迫は強く│              │
          │ 早く(約100回/分)    │              │
          └──────────────────┘              │
                 ↓                           │
          ┌──────────────────┐         救急車に
          │ AED 到着           │         引き継ぐ
          │ 電源を入れ、電極パッド│              ↑
          │ を装着する          │              │
          └──────────────────┘              │
                 ↓                           │
          ┌──────────────────┐              │
          │   心電図の解析      │              │
          │ 電気ショックは必要か │              │
          └──────────────────┘              │
            ↓必要あり        ↓必要なし       │
    ┌──────────────┐  ┌──────────────┐    │
    │電気ショック1回│  │ただちに胸骨圧迫と│    │
    │その後ただちに胸骨圧迫│  │人工呼吸を再開する│ ──┘
    │と人工呼吸を再開する│  │5サイクル(2分間) │
    └──────────────┘  └──────────────┘
```

38

3. 事前学習の意義

　臨床実習では自分は何を目指して実習に臨むのか、どのような能力を獲得するのかをあらかじめイメージして臨むことが必要です。基礎学習では知識を、基礎実習では技術と態度を学びます。さらにその実践にあたっては、臨床実習の到達目標を確認しておきましょう。それによってバラバラだった知識や技術がつながって見えるようになるはずです。臨床実習に入ってから学習していたのでは知識・技術不足を招き、臨床実習に対する不安ばかりが先走ってしまいます。まずは臨床実習での到達目標を確認し、事前に学習してから臨むことが必要です。

1）事前学習
（1）理解して覚えること
　臨床実習が始まると、一日の治療が流れるように進みます。最初は簡単なアシスタント業務ばかりでほとんど見学実習となり、補助業務までなかなか進みませんが、はじめは繰り返しから以下の事項を覚えていきます。

> **ステップ4**　初めの1週間で覚えることリスト
>
> - ★ 朝の準備
> - ★ チェアユニットの取扱い方
> - ★ キャビネットの中に入っている物の把握
> - ★ 患者さんごとの片付け
> - ★ 患者さんの誘導
> - ★ 消毒・滅菌
> - ★ エックス線写真撮影の介助
> - ★ エックス線写真現像の介助
> - ★ 一日の流れを覚える

（2）事前の練習が必要
　歯科診療補助ではスピードを要求されることが多く、その上特に歯科治療は材料が硬化したりするため、あらかじめ練習が必要です。また、治療は自分だけの動きだけでは進みません。歯科医師、患者さん、歯科衛生士、歯科助手などいろいろな人が同時に動きます。そのためにも十分な事前学習が必要とされます。治療は、学生実習のためではなく、患者さんのためにあることを心しておきましょう。

> **ステップ5**　事前学習を要求される事柄リスト
>
> - ★ バキューム操作
> - ★ スリーウェーシリンジ操作
> - ★ セメントの練和
> - ★ 印象材の練和
> - ★ 口腔内写真の撮影補助
> - ★ 模型作製の補助
> - ★ エックス線写真撮影の補助
> - ★ 保存（う蝕）、補綴、小児歯科、歯科矯正、歯周治療、口腔外科など治療内容の把握と各治療に応じた準備および片付け方法
> - ★ スケーリング
> - ★ 歯面清掃・歯面研磨
> - ★ PMTC
> - ★ ブラッシング指導
> - ★ 保健指導
> - ★ 口腔ケア

CHAPTER Ⅰ　実習効果を高めるための準備

(3) 体験して覚えること

　実習が進んでいくと、患者さんを担当することがあります。はじめは何を話したらよいかわからないことが多いのですが、ここは指導教員の指示や先輩が行っている様子をまねて話してみるとできるようになります。

> **ステップ6**　患者さんを担当するために必要なことリスト
>
> ★ 患者さんへの挨拶　　★ 患者さんとの受け答え　　★ 治療中の声掛け
> ★ 患者さんの案内の仕方　★ 患者さんとのコミュニケーション　など

2) 臨床実習計画

　臨床実習を行うにあたってはこの実習の位置づけを念頭に置き、学習する内容や自分のレベルの両面から各週の目標を立ててみましょう。1週目〜2週目では臨床の概要をとらえ、診療、治療の流れを基礎的な知識を基に、患者さんの状態を理解するよう努めます。さらに患者さんの心理状況も正しくとらえることができるとよいでしょう。

　また、3週目〜4週目では、治療の優先順位や各症例に合わせた処置方法や指導のテクニックを学ぶことが中心となります。ここでは治療の必要性を学問的にも裏付けられるようになるとよいでしょう。

　さらに5週目〜最終日までには患者さんのニーズを把握することができ、実際に症例に応じた処置ができるようになること、そして全実習を振り返り、専門的な歯科衛生に対する自己の考えを深めることができるよう努めます。

MEMO

3. 事前学習の意義

図8 臨床実習計画表（例）

	○○○○臨床実習　実習計画	
	チロル歯科衛生士専門学校　　　　　　NO.　　　　名前	
1週～2週	**オリエンテーションの内容を理解する**	**自己評価**
	1．器具のある場所を覚える	A・B・C
	2．診療の準備・片付けができる	A・B・C
	3．患者の誘導ができる	A・B・C
	4．……	A・B・C
	それぞれの歯科診療について理解し、流れに合わせた対応ができるようになる	
	1．診療の目的や流れを理解する	A・B・C
	2．スムーズな診療の補助をする	A・B・C
	3．患者さんへのさりげない気配りができる	A・B・C
	4．患者さんへ声掛けができる	A・B・C
	5．……	A・B・C
3週～4週	**患者さんの口腔内を見て、問題点に気づくことができるようになる**	**自己評価**
	1．健康な状態と比較し違いに気づく	A・B・C
	2．症例に合わせた処置や指導を学ぶ	A・B・C
	3．患者さんの取り巻く環境やこれまでの経過を考えることができる	A・B・C
	4．……	A・B・C
	診療補助・予防処置・保健指導の症例に合わせたテクニックを学ぶ	
	1．よりよい診療補助の方法を学び、身につける	A・B・C
	2．スケーリング操作方法のコツを学ぶ	A・B・C
	3．患者さんに合わせた保健指導方法を学ぶ	A・B・C
	4．……	A・B・C
5週～最終日	**歯の付着物を確実に除去できるようになる**	**自己評価**
	1．付着物に気づき、効果的な器具を選ぶことができる	A・B・C
	2．効率的な除去方法を学ぶ	A・B・C
	3．取り残しなく付着物を除去できる	A・B・C
	4．除去中における患者さんの配慮ができる	A・B・C
	5．……	A・B・C

CHAPTER Ⅰ　実習効果を高めるための準備

図9　臨床実習記録（記入例）（2年生の記録より）

NO.　　　　　名前

平成 21 年 5 月 20 日（火）	実習で学んだこと コンポジットレジン充填の手順		
《症　例》 過去に治療したCR充の変色が気になる。 3 2 1⏋		生年月日	S. 22. 8. 27
		性　別	㊚ ・ 女
		全身疾患	高血圧・糖尿病

《診療の流れ》

1. 患者さんをチェアーへ誘導。 → ㊒・エプロンをつける。
　　　　　　　　　　　　　　　　　・コップを設置する。
　　　　　　　　　　　　　　　　　・滅菌袋から器具を出す。

2. 体調・治療内容の確認。 → ㊒・血圧測定。
　　　　　　　　　　　　　・血糖値のコントロールを確認。

3. バーでCR充をしているところを切削する。 → ㊒・Drを呼ぶ。
　　　　　　　　　　　　　　　　　　　　　・バキューム・ライト補助。
　　　　　　　　　　　　　　　　　　　　★バキュームの位置を考える。

4. CR充填を行う。
　① エアーをかけて、ボンディングをする。 → ㊒・ボンディング剤を入れておく。
　　　光 10秒×3　　　　　　　　　　　　　　・Drにマイクロブラシを渡す。
　② コンポジットレジン充填を行う。（充填器使用）　　・光照射する。
　　　光 30秒×3 → 使用したのは、A4 ジーシーソラーレ歯科用　※光はしっかり当てること。
　　　　　　　　　　　　　　　　　　　コンポジットレジン
　③ 余分なコンポジットレジンをとる。 → ㊒アルコール綿でぬぐう。
　④ 研磨する。（研磨バー使用） → ㊒ライト・バキューム補助。
　　　　ワセリンをぬって、歯が凹凸→平ら
　　　　になるように研磨する。
　⑤ 患者さんに鏡で見てもらう。 → ㊒鏡を患者さんに渡す。
　　　・色・むらつきはないか。

5. 治療終了。 → ㊒エプロンをハトす。片付けをする。

6. 処置内容の説明。 → ㊒しみたり、痛みがあるようなら
　　　　　　　　　　　連絡下さいと伝える。

7. あいさつをする。 → ㊒お疲れさまでした。
　　　　　　　　　　　お大事にと声かけをする。

《考察》
コンポジットレジン充填の手順をしっかり見ることができた。エッチングは歯面をザラザラにし、ボンディングは充填しやすくするため。レジンは30秒しっかり照射する。

指導者	評　価
㊞	Ⓐ B C

実習記録の評価（A:よくできる／B:だいたいできる／C:努力が必要）　○○歯科衛生士学院専門学校

3. 事前学習の意義

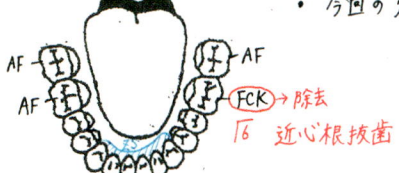

図10 臨床実習記録（記入例）（3年生の記録より）

CHAPTER Ⅰ 実習効果を高めるための準備

④ Dr による視診	ミラー ピンセット	・視診をして、レントゲン写真を撮らなければ歯や歯茎の様子が分からないことを説明し、デンタル撮影を行う。	・ライト調整
⑤ デンタル撮影	X線写真フィルム 防護衣	・レントゲン室まで誘導し、防護衣を着用させる。「前失礼します。ちょっと重たいですよ。」と声かけ。 ・フィルムを撮影部位に位置づけ、反対側の指で（人指し指）固定してもらい、頭部の固定、コーンを位置づける。「そのままじっとしておいて下さい。」と声かけ。 ・撮影後、元の席に戻ってもらい、写真を現像する。 ・現像が出来たら、Dr に見てもらう。	・デンタル写真の現像 水洗 ↓ ティッシュで拭く ↓ 自動現像機にフィルムを流す （包装・黒紙→ゴミ箱へ） （鉛箔→ビンの中へ）
⑥ 患者様への説明	デンタルをシャーカステンにセットする	・Dr から口腔内の状態が説明される。 ・「6 近心根が破折していること → 保存は難しい ・「6 遠心根は C₃ だが、保存できること ↳ 近心根は抜かなければならないので抜いた後は、遠心根を利用してブリッジを装着することになることも説明。 ・患者様は納得された様子でしたが、最短の治療期間を希望。 → 治療に入る	・見学
⑦ 浸潤麻酔	綿球 表面麻酔剤 （カートリッジ 浸潤麻酔剤 1.0ml） 注射針	・綿球をつくり、表面麻酔剤をつけて、ピンセットにはさみ Dr に渡す。 ・カートリッジに浸潤麻酔剤と注射針をセットして Dr に渡す。 Dr「ちょっとチクッとしますよ」 ・麻酔後、うがいをしてもらう。 → チェアを動かす時は、必ず「起こします。」と声かけしゆっくりと起こしていた。	・ライト調整 ・バキュームで麻酔剤を吸引する。→苦いから。 ・うがい後、ティッシュでお口をふかれましたが、ゴミ箱が遠く体が動きづらそうだったので、ゴミ箱を手元に持っていた。
⑧ 「6 FCK 除去	タービン 切削バー	・Dr「銀歯とっていきますね。痛くないけんなぁ。」と安心させていた。 半分に分割して除去	・タオルをかける ・ライト調整 ・バキュームで口唇の排除 吸引

＜考察＞ 症例の患者様は昨年に頚椎の手術をしており、歩行などの動作はしっかりできておられましたが体の折り曲げや体を起こす、手を伸ばす、首を曲げるといった動作はとても困難な様子でした。診療中はチェアの角度を小さくしたり、患者様のペースに合わせて治療を進めるなどの配慮がたくさんみられ、患者様も安心した様子でした。また、何かを行う前の声かけも重要だと学びました。分割抜歯は、片側の根を残して、それを支台歯にしブリッジを装着させる方法があることを知りました。

＜指導者のコメント＞	指導者	評価
	印	A・B・C

実習記録の評価（A：よくできる／B：だいたいできる／C：努力が必要）該当するものに〇をつけてください。

○○歯科衛生士学院専門学校

3. 事前学習の意義

⑨	6 近心根抜歯	トレー バキュームチップ （外科用） 残根用抜歯鉗子 ヘーベル（直） 鋭匙（曲） ハーケンのピンセット ガーゼ オキシテトラコーン オキシテトラサイクリン 塩酸塩挿入剤 タービン コントラ 切削バー	(1) 歯根分割 (2) 脱臼 (3) 抜歯 (4) 搔爬 (5) オキシテトラコーン挿入（1錠） (6) 止血…ガーゼを噛んでもらう. ・患者様は術中、痛みを訴えることなく 　スムーズに抜歯完了した．	・ライト調整 ・バキューム吸引 （分割時→普通のバキューム 　抜歯～搔爬→外科用チップ） ・左手で口唇を排除する ・抜歯後の注意を説明する
⑩	止血確認	ミラー	・チェアはそのままで、ガーゼを取り、止血できているか 　確認する．→ 止血O.K.→ 軽くうがいをしてもらう． ・明日、消毒に来てもらい、1カ月ぐらいおいて 傷が 　治癒したら ブリッジを作成していくことを説明する．	・ライトをあてる
⑪	治療終了		・エプロンをはずし、「お疲れ様でした。お大事に。」と 　声かけ ・後片付け・カルテの記入	・器具・器材の片付け ・バキュームは水を吸う

〈抜歯後の注意〉

・激しい運動や入浴、飲酒はしないこと → 血行が良くなって血が止まりにくくなる．
　　　　　　　　　　　　　　　　　　　アルコールは再出血の恐れがあるので控えてもらう．

・タバコは やめてもらうこと → 体にも良くないし、抜歯の傷にも良くないので、しばらくやめてもらう．
　　　　　　　　　　　　　　禁煙できない場合は、量を減らしてもらう．

・うがいをしすぎないこと → 強くしたり、何回もうがいをすると血が止まりにくくなる．

・麻酔について → 効果がなくなるまで 1～2時間 かかるので、食事は麻酔がきれてから 摂ってもらう．
　　　　　　　　なるべく 軟かいものから 食べてもらう．
　　　　　　　　唇を噛まないように 注意してもらう．

・痛みについて → 痛みが出たら早めに痛み止めを飲んでもらう．
　　　　　　　　冷やす場合は、氷水ではなく 水道水の温度が適当．

・出血について → 唾液に血が混ざっている場合があるが、心配ないこと．

・何か気になることがあれば連絡してもらう．

◆患者様からの質問

　Q. 1カ月くらいは、歯はこのままなんですか？

　A. 明日、消毒に来てもらいます。それから 1カ月くらい経たないと、傷が治らないし、骨もできてこないので
　　　1カ月くらいして 様子をみてから、ブリッジを入れていくようになります．

CHAPTER Ⅰ　実習効果を高めるための準備

3）臨床実習自己評価

　臨床実習計画を立てたら、実習に入ります。自ら計画した内容で自習を進めることができたかどうか自己評価表を使い、毎週、または全ての実習が終了した時点で、振り返りをします（記入参考例 P 126）。

表24　臨床実習自己評価表

平成○○年度　臨床実習自己評価表
実習施設名：

学籍No.　　　　氏名：

1．実習計画はすすみましたか？	よくできた　・　できた　・　あと少し　・　できなかった
2．当初の目的は達成されましたか？	予想以上　・　予定どおり　・　あと少し　・　できなかった
3．実習中は意欲的に学習しましたか？	大変努力した　・　努力した　・　あまりしなかった
4．実習によって知的好奇心は刺激されましたか？	大いに刺激を受けた　・　刺激を受けた　・　変化なし

5．今回の実習施設で特に学べたことは何ですか？

6．反省点をまとめましょう

学校検印

3. 事前学習の意義

—COLUMN—

2. 一次医療（プライマリ・ケア）の重要性を理解しよう！

　臨床実習は、一次・二次医療を主体に、歯科診療所や病院の歯科・口腔外科等において実施されます。"病診連携"という言葉を聞いたことがあると思います。歯科診療所と病院が役割を分けることで、患者さんがより適切な歯科医療を受診できる仕組みです（下図）。

> **一次医療**：身近な医療、外来、プライマリ・ケア
> 　日常的に頻度の高い傷病に対して、住民の身近なところで行われる医療
>
> ↕　紹介・逆紹介等
>
> **二次医療**：特殊な医療を除く入院に係わる医療
> 　高度な診断機能や設備を必要とするが一般的に広く行われる医療
>
> ↕　紹介・逆紹介等
>
> **三次医療**：最先端、高度な技術を提供する特殊な医療
> 　専門的な技術等を必要とするもので、特殊かつ専門的な医療

　一次医療（プライマリ・ケア）とは「患者が最初に接する医療の段階」で、プライマリ・ケア学会では次のようにその理念を示しています。

> Ⅰ．Accessibility（近接性：地理的・経済的・時間的・精神的）
> Ⅱ．Comprehensiveness（包括性：予防から治療・リハビリテーションまで、全人的医療、Common disease を中心とした全科的医療、小児から老人まで）、
> Ⅲ．Coordination（協調性：専門医との密接な関係、チームメンバーとの協調、Patient request approach、社会的医療資源の活用）
> Ⅳ．Continuity（継続性：ゆりかごから墓場まで、病気の時も健康な時も、病気の時は外来→病棟→外来へと継続的に）
> Ⅴ．Accountability（責任性：医療内容の監査システム、生涯教育、患者への十分な説明）。

　歯科診療所が担う一次医療の重要性をよく理解しましょう。地域の歯医者さん（歯科診療所）は、赤ちゃんからお年寄りまでを対象に、病気の治療や相談に当たります。保存・補綴・矯正などの治療やリハビリ、あるいはう蝕などの予防処置を行い、あわせて病気や治療の詳しい説明と保健指導を行います。治療の必要がある場合は病院を紹介し、逆に病院からそれらの問題が解決した患者さんの返診を受けて継続治療を行うなど、病診連携の診療をしています。

　歯科診療所は、総合的・継続的な歯科保健医療を提供して、地域の人々の健康づくりを支援する基盤なのです。

CHAPTER I 実習効果を高めるための準備

4. 実習をイメージしてみよう

1）患者さんの存在

　臨床実習で学ぶには、指導教員である歯科医師や歯科衛生士との人間関係が重要になります。皆さんが、実習生として学ぶ姿勢を示さなければ、指導教員と実習生という人間関係は生まれません。なぜなら、指導教員はスタッフをあげて皆さんが学ぶことを「手伝う」準備をして待っていてくださり、あとは皆さん次第だからです。指導教員をはじめとするスタッフは、目標をもって真剣に、かつ素直に学ぼうとする実習生を待っています。「指導教員なのだから教えてくれて当たり前」なのではなく、「この実習生が学ぶのを支援してあげたい」と指導教員に思わせなければなりません。

　では、指導教員たちが「実習生の学習を支援したい」と考えてくれさえすれば、いつでも実習生は十分に学ぶ機会を得ることができるのでしょうか。実習生が十分に学ぶためには、それだけでは足りません。臨床実習は、患者さんを介しての学びですから、とりわけ患者さんの理解と協力が必要になります。患者さんは、その歯科医院の歯科医師の能力や人間性に加えて、歯科医院スタッフ全員による歯科保健医療サービスの質やあり方を選んで来院なさっています。患者さんと歯科保健医療者（皆さんにとっては指導教員）との間には、信頼関係ができあがっています。その関係の中に実習生が入り込むわけです。実習生は、「自らがその歯科医院の歯科保健医療サービス環境をつくる」存在になることを自覚し、「患者さんは、自分の健康回復を目的に歯科医院を選んで来院している」人であることを忘れないで実習してください。

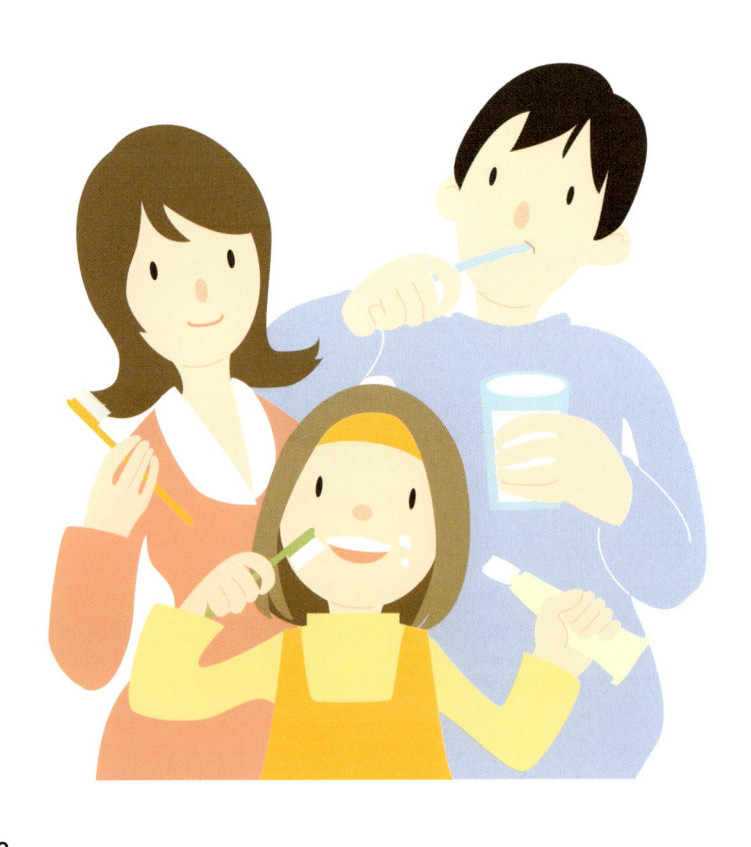

4. 実習をイメージしてみよう

　歯科医院スタッフと患者さんとは信頼関係で結ばれていますので、多くの患者さんは、基本的には実習生の存在を認めています。「若い人を育てることは大事」と考えている患者さんが多くいます。あとは、あなたが真摯に学ぶ意欲をもって実習に臨むことです。実習生として患者さんに認めてもらうために、できることは何でしょうか。毎日、前に掲げた実習の心得を確認して実習に臨むことです。心得を守ることが第一であり、実習生としての最低限のマナーです。そして、専門職業人を目指す実習生として、毎日の目標をもって評価しながら実習することです。

　また、歯科臨床では患者第一の診療が行われており、実習生も"患者第一"の態度を習得していかなければなりません。患者第一の診療を進めるひとつのあり方に、インフォームドコンセントの実施があります。歯科衛生士として、患者第一の診療を補助したり、歯科衛生業務を実施したりするためにも、インフォームドコンセントの実際を学んでください。歯科医師の治療計画あるいは歯科衛生士の歯科衛生計画についての説明や選択肢の提示の仕方、同意確認のとり方などをよく観察し、一方で患者さんの言葉をよく聴いてください。

MEMO

CHAPTER I　実習効果を高めるための準備

2）歯科診療所はこんなところ

　歯科診療所は、歯科治療あるいは歯科予防処置を行うための、外来患者を対象とする一次医療機関です。一例として初診患者の診療の流れを簡単に説明すると、(1) 受付でカルテの作成・診療に必要な事務手続き→ (2) 予診表の記入→ (3) 診査・診断→ (4) 患者への説明・同意→ (5) 治療→ (6) 投薬・会計・次回の診療予約となります。このような作業をするために歯科医師、歯科衛生士、歯科技工士、受付事務員等が働いています。

❶受付（1〜2名）

　受付業務には、初診・再診のカルテの作成・整備・管理、電話・アポイントの対応、投薬または処方箋の発行、会計、歯ブラシ等の歯科保健用品の販売、患者さんからの相談対応などがあります。多くの患者さんと接する部署なので、担当する者にはやさしく親切な対応が求められます。

❷洗面コーナー

　ここでは、患者さんが診療を受ける前の洗口や診療後の身だしなみのチェックなどを行います。

❸待合室

　患者さんが診療を受けるまでの待合の場なので、精神的緊張を和らげるように、空調、照明、音響などに配慮します。

❹障がい者用ユニット

　障がいのある患者さんや、車椅子の患者さんに対応する歯科ユニットです。動線を広くとった空間に配置されています。

❺指導用ユニット

　主として歯科衛生士が継続的な口腔ケアや衛生指導等を行っています。

❻一般歯科治療用ユニット

　一般歯科治療に必要な切削器具やエックス線写真のモニター等が治療用チェアに付いています。

❼エックス線室

　エックス線室は放射線の漏洩を防ぐため、鉛版で隔壁された空間です。室内には歯科用エックス線装置や顎全体を写すオルソパントモグラフィー等が配置されています。

❽消毒コーナー

　治療に使用した器械・器具はその用途に応じて洗浄・消毒・滅菌を行います。このコーナーに設置されている器具には超音波洗浄器や高圧蒸気滅菌器（オートクレーブ、ケミクレーブ）等があります。

❾歯科技工室

　患者さんから印象採得をした歯型に石膏を流し込み、石膏模型を作成し、歯科医師や歯科技工士が補綴物・修復物を作成する場所です。

❿更衣室

　スタッフのロッカーが置かれ、着替えのスペースです。

⓫医局

　スタッフが食事や休憩と取ったり、ミーティングを行うスペースです。

4. 実習をイメージしてみよう

図11　歯科診療所の見取り図と物品の配置図

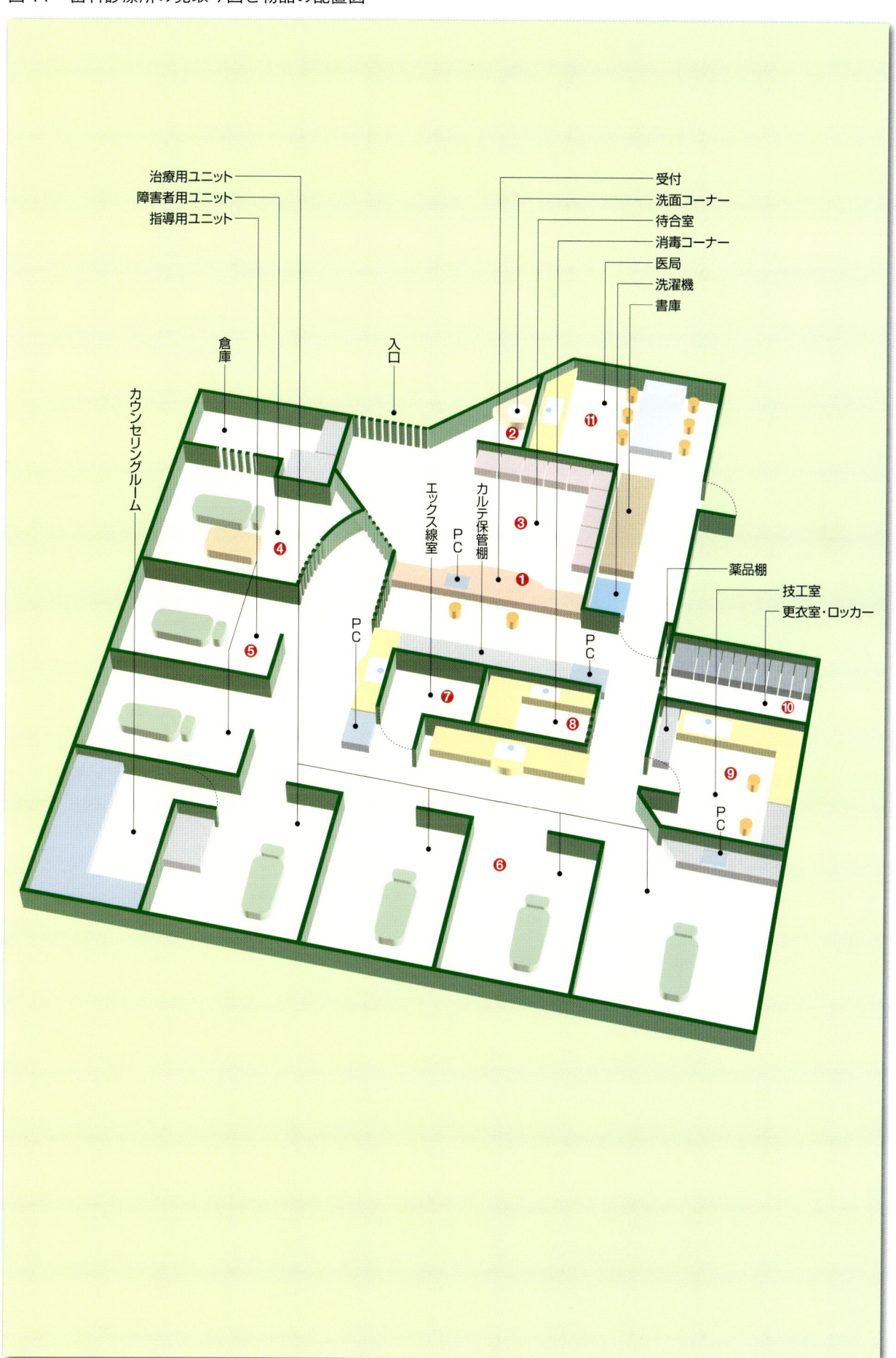

3）病院の歯科の仕組み

①病院歯科の役割

　医療法において『「病院」とは、医師又は歯科医師が、公衆又は特定多数人のため医業又は歯科医業を行う場所であって、20人以上の患者を入院させるための施設を有するものをいう』とあり、厚生労働省令の定める病床数や診療科などの要件から「一般病院」「地域医療支援病院」「特定機能病院」に分類されます。

　地域医療支援病院は、地域の一般病院や診療所を後方支援する医療機関としての役割を担っています。厚生労働省令の承認要件は、200床以上の病床数を有し、紹介患者に対する医療の提供・医療機器の共同利用の実施・救急医療の提供・地域の医療従事者に対する研修の実施など地域医療との連携が可能な施設とあり、都道府県知事の承認を得る必要があります。そのため歯科・口腔外科の役割は、主に地域の一般病院や診療所から依頼される患者の治療を行うことです。対象者は、地域の歯科医院では治療が困難とされる種々の全身疾患を有する患者や、口腔神経症の患者、歯性感染症および歯槽骨や顎骨骨折などの観血処置、さらには口腔がんを含む腫瘍など入院管理を要する患者です。

　また病院勤務の歯科衛生士は、歯科医師・歯科技工士などからなる歯科医療チームの一員として外来業務に従事していますが、病院内の多職種合同チーム（口腔ケアチーム、栄養サポートチーム、緩和ケアチーム、呼吸ケアサポートチームなど）やカンファレンスにも参加し、専門性を発揮しています。

　以下に、地域医療支援病院のK病院を例にあげて説明します。

②K労災病院の例から

　同院は20診療科、642床を持つ阪神間の基幹病院です。歯科口腔外科は、埋伏歯抜歯をはじめ口腔がんなどの口腔外科疾患を中心とした二次医療機関のため、一般歯科治療は行っていません。歯科衛生士は、入院患者の口腔ケアを積極的に行っており、外来はもとより病室を訪床しています。また、退院後は、口腔ケアのシームレスな移行を目的に地域歯科医療機関（一次医療機関）との連携に努めています。

　図12に院内を示します。

　外来棟・病棟・管理棟・エントランス棟に分かれていますが、それぞれは連絡通路でつながっており、地階には中央監視室，特高電気室，洗濯室，営繕室，車庫および霊安室などがあります。

　各病棟および外来の各ブロック受付にはメディカルクラークが配置されています。

　図書室には、約6,700冊の専門書が所蔵されており、15席の個別自習スペースもあります。パソコンが設置されており、文献の検索や取り寄せ、パソコンのトラブルなどには図書館司書が対応してくれます。コンビニ売店は、抗がん剤や放射線治療の完遂を目的としたさまざまな保湿剤や歯ブラシ、要介護者には欠かせないスポンジブラシなど、口腔ケアグッズを取り揃えています。患者さんにご購入していただく際は、商品リスト表にチェックをしてお渡ししています。

4. 実習をイメージしてみよう

図12　K病院案内図

			脳神経外科	
10階	展望風呂		耳鼻咽喉科	
9階	外科		緩和ケア	
			外科	
8階	整形外科		整形外科	
			皮膚科	
7階	リハビリテーション科		眼科	
			泌尿器科	
6階	消化器内科	血液・内分泌内科		
		小児科		経営企画課
5階		形成外科	産婦人科	電話交換室
		口腔外科		リソースナースセンター
			心臓血管外科	用度課
4階	図書室	情報管理室	P-CCU / CCU	循環器・呼吸器内科	会計課
					総務課
		皮膚科	リハビリテーション科 [運動療法・作業療法・言語療法・水治療法室]	検査科 [脳波・サーモグラフィー・振動・平衡機能・神経伝導・誘発電位・脳血流]	
	口腔外科	形成外科			
人工透析センター			麻酔科	化学物質過敏症診療科	
3階	耳鼻咽喉科	外科	院内学級		
		緩和ケア科			
		整形外科	心臓血管外科	重症集中治療室 ICU	検査科 [生理機能・採血・採尿・内視鏡・超音波・心電図]	
薬剤部				RI検査室	健康診断センター
	泌尿器科	内科	2階	手術棟	放射線治療撮影室	
専門処置センター				救急センター	
患者様よろず相談プラザ	小児科	眼科	栄養管理室・調理室	防災センター	
美容・理容室				救急処置室	更衣室
レストラン	神経内科	心療内科・精神科	サプライセンター		
コンビニ売店			1階		
医事課			SPD倉庫	放射線治療センター	
会計	産婦人科	脳神経外科	情報管理室		職員食堂
総合受付			放射線科 [血管造影撮影・CT・MRI]		
エントランス	外来棟東	外来棟西	南病棟	北病棟	管理棟

I-4 実習をイメージしてみよう

53

CHAPTER I 実習効果を高めるための準備

図14に歯科口腔外科外来の見取り図を一例として示します。

口腔外科は耳鼻咽喉科と1ブロックに併設されており、スタッフ控え室と記録室は共有スペースになっています。各診察スペースは仕切られており口腔外バキュームと酸素が配管されています。5番診察室は歯科衛生士の専門的口腔ケアに使用しています。6番診察室には患者や患者家族への病状説明などを目的として大きなシャーカステンとホワイトボードを設置しています。

図13に口腔外科外来を受診する患者さんの流れを埋伏智歯抜歯を例に示します。

図13 埋伏智歯抜歯患者の受診の流れ

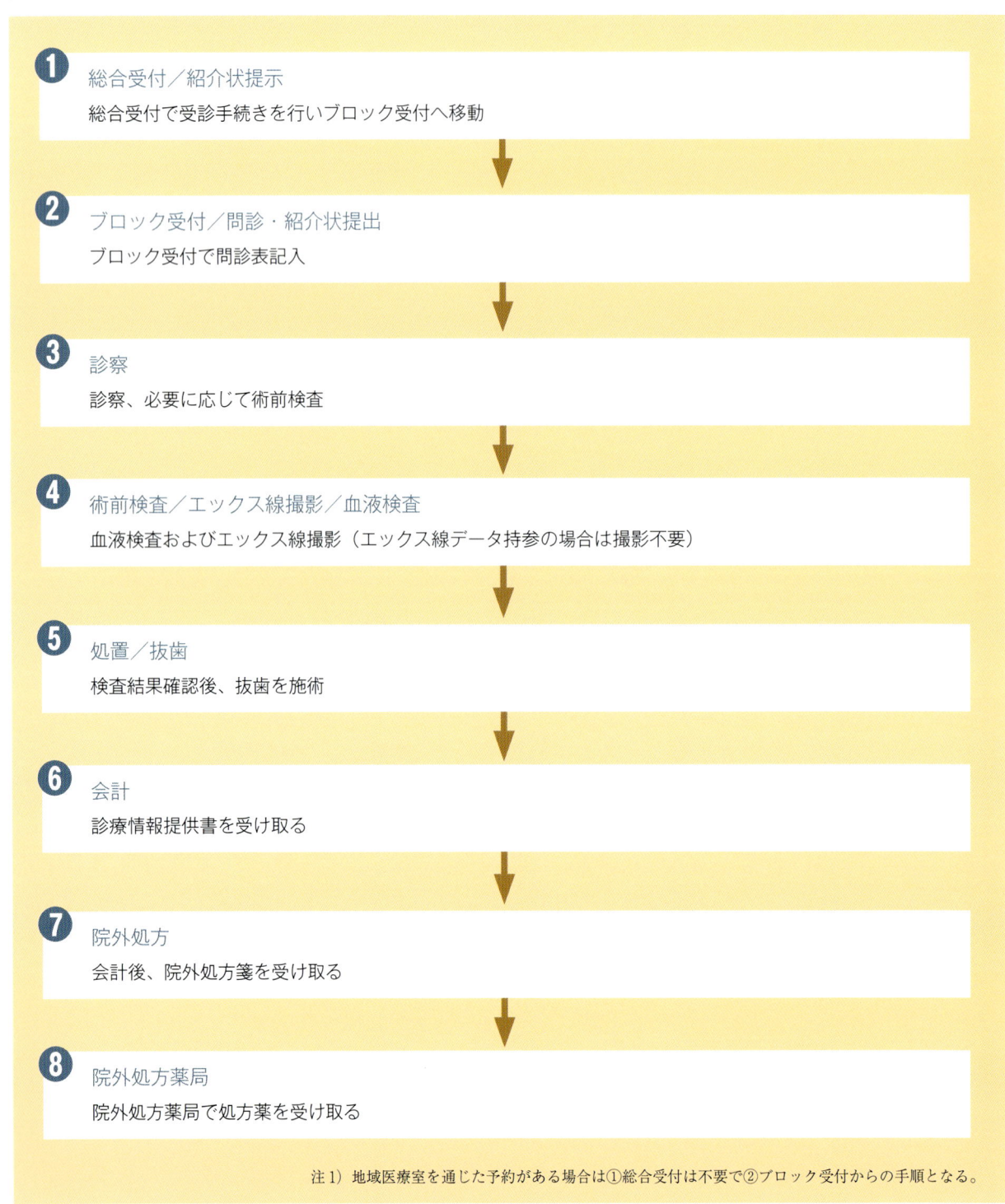

❶ 総合受付／紹介状提示
総合受付で受診手続きを行いブロック受付へ移動

❷ ブロック受付／問診・紹介状提出
ブロック受付で問診表記入

❸ 診察
診察、必要に応じて術前検査

❹ 術前検査／エックス線撮影／血液検査
血液検査およびエックス線撮影（エックス線データ持参の場合は撮影不要）

❺ 処置／抜歯
検査結果確認後、抜歯を施術

❻ 会計
診療情報提供書を受け取る

❼ 院外処方
会計後、院外処方箋を受け取る

❽ 院外処方薬局
院外処方薬局で処方薬を受け取る

注1）地域医療室を通じた予約がある場合は①総合受付は不要で②ブロック受付からの手順となる。

4. 実習をイメージしてみよう

図14 歯科口腔外科見取図

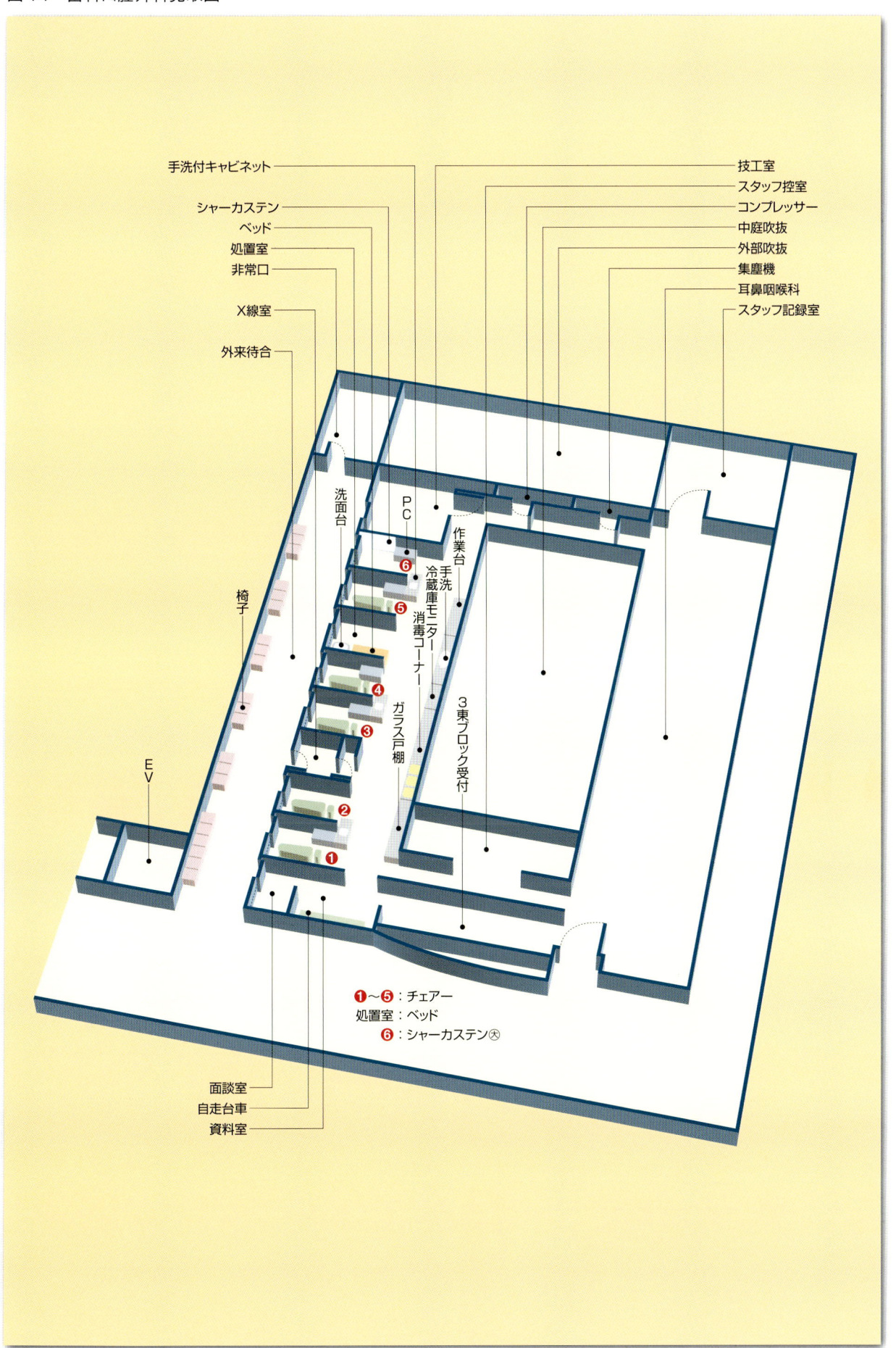

❶〜❺：チェアー
処置室：ベッド
❻：シャーカステン㊥

CHAPTER Ⅰ　実習効果を高めるための準備

③病院歯科の診療内容と歯科衛生士の役割

　外来手術を中心とし、金曜日は腫瘍外来と口腔外科入院患者回診、火曜日は手術棟での手術を施行しています。歯科衛生士は、月〜金まで外来手術の介助および専門的口腔ケアを行っています。

a．入院患者の口腔ケア

　誤嚥性肺炎の予防をはじめ口腔細菌由来の術後感染予防、放射線治療や薬物治療の完遂を目的に口腔環境を整えます。また、全科を対象として外来出棟が困難で専門的口腔ケアを要する場合は、主治医の口腔ケア依頼により歯科衛生士が病室へ訪床します。退院や転院による転帰後も口腔ケアが継続されるように地域の歯科診療所への定期受診を推奨し、患者がライフステージに沿った口腔ケアを受けられるように情報を提供しています。図15に専門的口腔ケアの対象患者を記します。

図15　専門的口腔ケアの対象患者

- ・緩和ケアチーム介入患者
- ・栄養サポートチーム（NST）介入患者
- ・頭頸部がん化学・放射線治療前〜後
- ・頭頸部がん周術期
- ・食道がん周術期
- ・嚥下造影（VF）検査前
- ・ステロイドパルス治療前〜後
- ・ビスフォスフォネート製剤投与前〜後
- ・糖尿病教育入院患者

b．臨床実習生への口腔ケア指導

　外来口腔ケア：歯科衛生士の講義・見学、見学レポートを経て歯科衛生士の介助下での実習を行います。

　病棟口腔ケア：外来実習後、病棟での見学および臨地実習を行います（図16）。

c．院内医療チーム

　栄養サポートチーム（NST）、緩和ケアチーム、糖尿病チームに属し、口腔衛生管理からのアプローチを行うことで患者のQOL向上に貢献しています。

d．キャンサーボード

　地域がん診療連携拠点病院として、耳鼻咽喉科・口腔外科・放射線治療部が中心となり、多職種がそれぞれの専門的角度から症例を検討する「頭頸部キャンサーボード」を定期的に行っています。

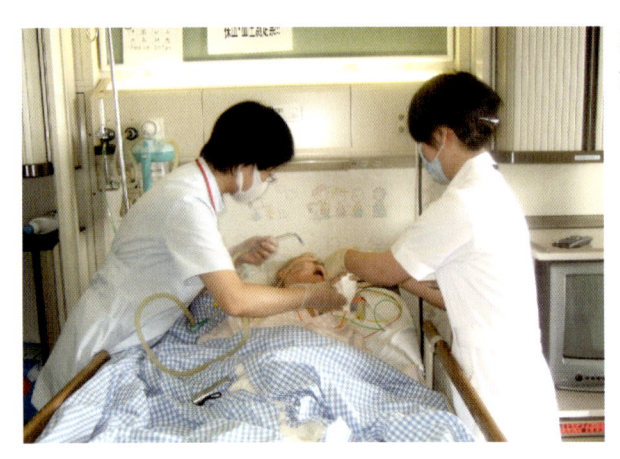

図16　寝たきり患者の口腔ケアを実習中、歯科衛生士が吸引介助

4. 実習をイメージしてみよう

4) 歯科訪問診療の仕組み

① 訪問歯科診療・ケア・相談とは

自立をしている人は、口腔の疾患や口腔機能の問題が生じた時、歯科医院や歯科病院などに通院して治療・ケア・相談を受けにきます。しかし、高次脳機能障害や全身的障害などで通院できない状態になった人は、歯科医師や歯科衛生士をその人が生活している場に呼び寄せて治療・ケア・相談をうけることができるシステムです。

②歯科医院が依頼を受けるまで

歯科医院に訪問歯科診療の依頼がくるまでの経路を図17に大別します。図17が示すように、その人本人が口腔のトラブルを問題にあげたりするケースよりも、その人を支えている人々が歯科医師や歯科衛生士に依頼をしてくる場合がほとんどです。

訪問歯科診療では、図17に示すように治療とケアを目的とする場合は医療保険で、ケアのみの場合は介護保険で訪問することになります。

訪問歯科診療における医療保険での治療の流れを図18-aに、介護保険でのケアの流れを図18-bに示します。

③他職種との連携における注意事項

医師、歯科医師の指示や利用者の情報提供を受けて歯科衛生士は訪問します。同様に薬剤師、管理栄養士も利用者の居宅を訪問している場合があります。通常、介護福祉士、看護婦、保健婦、などは居宅先で場を共有することは珍しくありませんが、時にはソーシャルワーカー、ケアマネージャー、理学療法士や作業療法士などとも協働することもありえるのです。各職種がどのような役割を担っているかを確認した上で、お互いに情報を共有し利用者のデマンドに応えていかねばなりません。

図17 歯科医院に訪問歯科診療の依頼がくるまでの経路

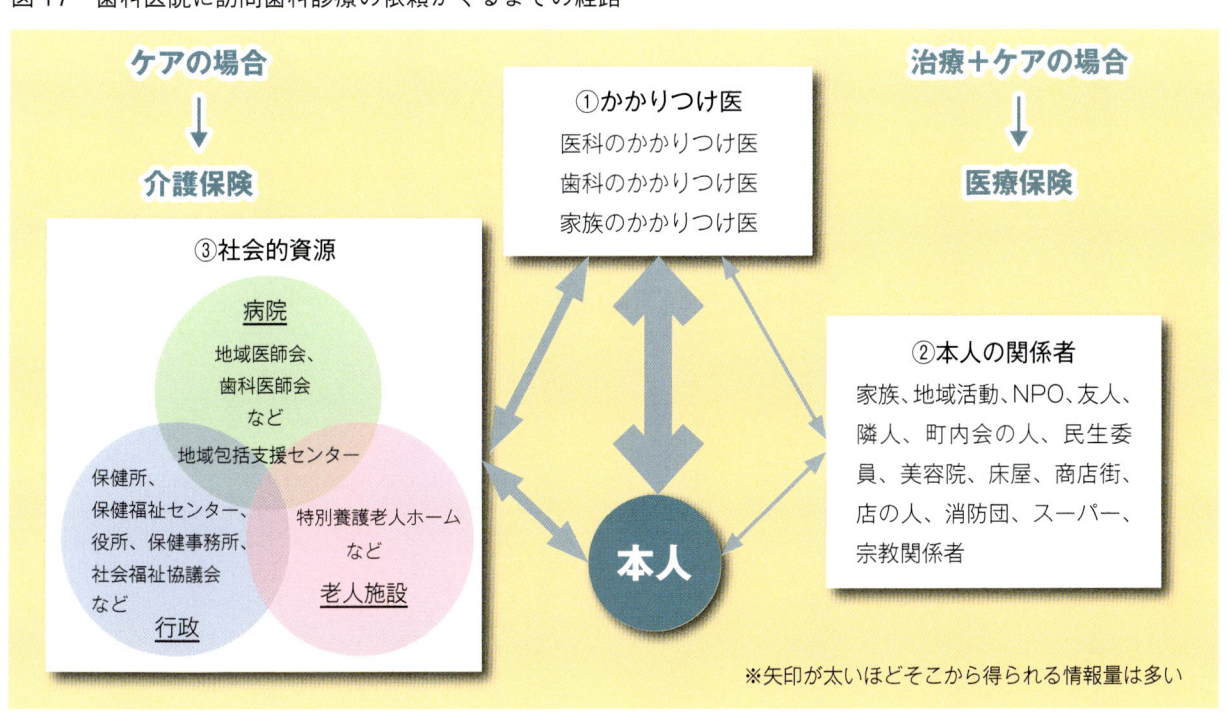

CHAPTER Ⅰ 実習効果を高めるための準備

図18-a 医療保険でいく場合の流れ

- アセスメント（歯科医師による）
- 口腔清掃
- 治療
- 口腔機能訓練
- 保健指導
- 報告・評価

★医療保険で行う場合、歯科衛生士は歯科医師に同伴して行う［診療補助、保健指導、口腔ケア］

図18-b 介護保険でいく場合の流れ

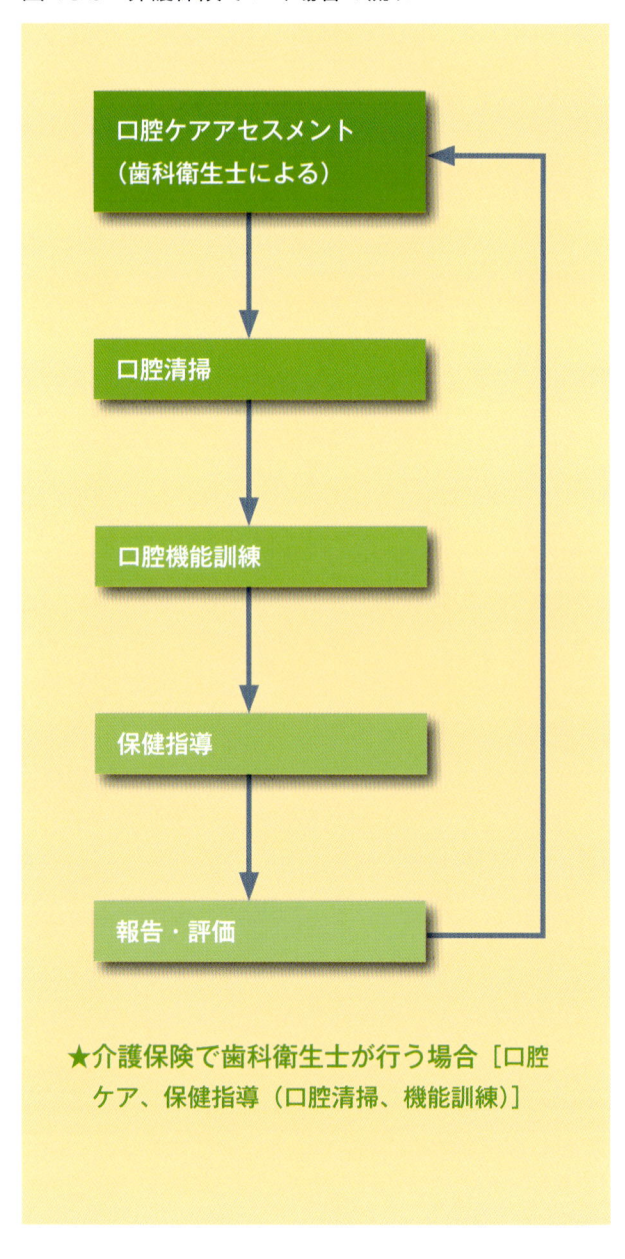

- 口腔ケアアセスメント（歯科衛生士による）
- 口腔清掃
- 口腔機能訓練
- 保健指導
- 報告・評価

★介護保険で歯科衛生士が行う場合［口腔ケア、保健指導（口腔清掃、機能訓練）］

CHAPTER
II

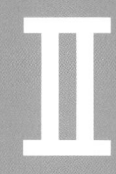

臨床でみてこよう、学んでこよう
治療の流れと目的

CHAPTER II

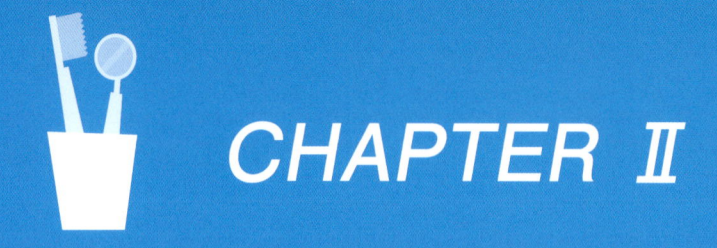

臨床でみてこよう、学んでこよう 治療の流れと目的

1. 歯科診療所での臨床実習
2. 病院での臨床実習
3. 歯科訪問診療
4. 障がい者歯科診療

　本項では臨床で多く遭遇する患者さんの主訴を「1．歯科診療所での臨床実習」で16項目、「2．病院での臨床実習」で9項目設定し、主訴から予想される疾患名と治療の各選択肢に至るまでの診断のプロセスのフローを左頁に示しました。同時に、右頁にはその選択肢中、臨床で頻繁に行われている治療を1つとりあげ、その流れを使用器材や薬品などを含めてフローチャート化しています。

　また、皆さんが臨床の場でチェアサイドについたとき、単に治療の流れを追うだけに終わらず、常に問題意識を持って実習するためのヒントも入れました。治療内容を理解した上で診療補助業務ができているのかを確認してみてください。

　実習期間中には、初診から最後までその患者さんの治療経過を追うことは不可能かもしれませんし、治療方法もひとつではありません。

「今、この患者さんは何の治療でどの段階なのか？ これから何をするのかわからない？」

　そんなときは、このフローチャートを開いてみてください。きっと答えに導いてくれるはずです。実習中、実習後の学習効果を高めるための羅針盤として活用してみましょう。

　また「3．歯科訪問診療」、「4．障がい者歯科診療」では、その場での治療の流れと患者さんと接する際の着眼点、注意事項を述べています。

フローチャートの見方

患者さんの主訴から予想される診断までのプロセスと治療法の選択肢を示す。

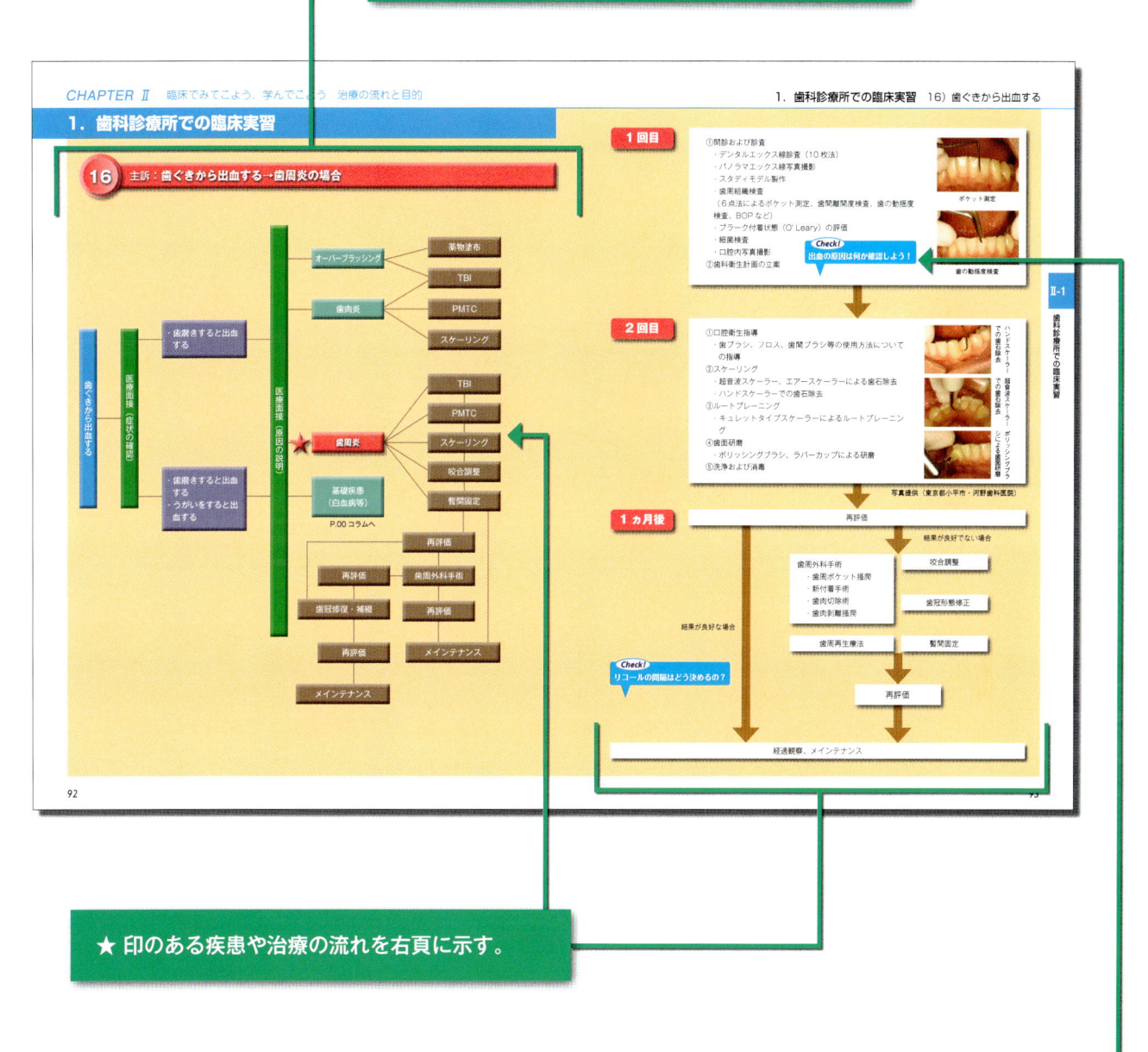

★印のある疾患や治療の流れを右頁に示す。

実習生として理解しておきたいこと、あらかじめ調べておくとよいことを示す。

CHAPTER Ⅱ　臨床でみてこよう、学んでこよう　治療の流れと目的

1. 歯科診療所での臨床実習

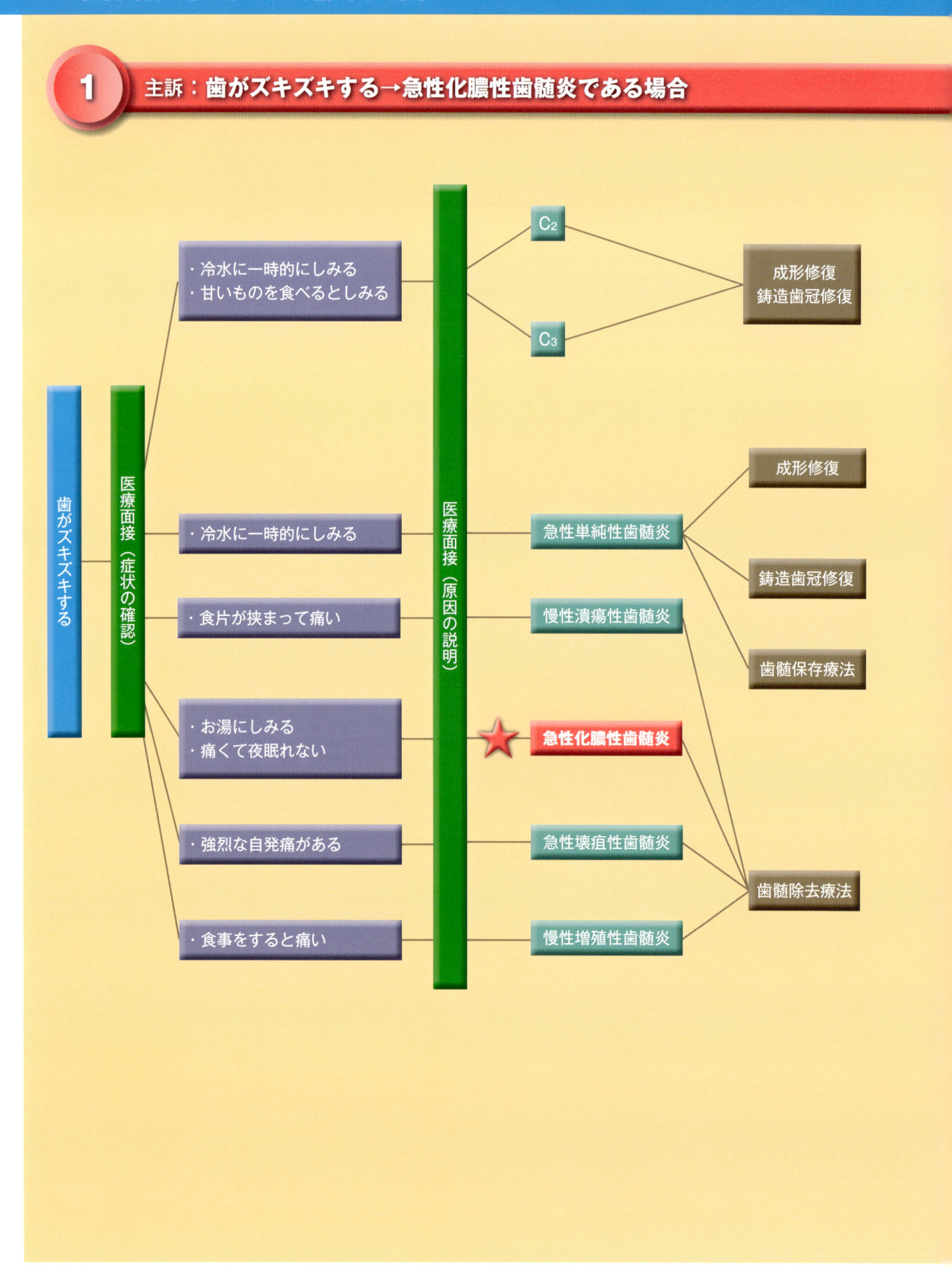

1　主訴：歯がズキズキする→急性化膿性歯髄炎である場合

歯がズキズキする → 医療面接（症状の確認）

- ・冷水に一時的にしみる
- ・甘いものを食べるとしみる
  → 医療面接（原因の説明） → C₂ / C₃ → 成形修復／鋳造歯冠修復

- ・冷水に一時的にしみる → 急性単純性歯髄炎 → 成形修復／鋳造歯冠修復

- ・食片が挟まって痛い → 慢性潰瘍性歯髄炎 → 歯髄保存療法

- ・お湯にしみる
- ・痛くて夜眠れない
  → ★ 急性化膿性歯髄炎

- ・強烈な自発痛がある → 急性壊疽性歯髄炎 → 歯髄除去療法

- ・食事をすると痛い → 慢性増殖性歯髄炎

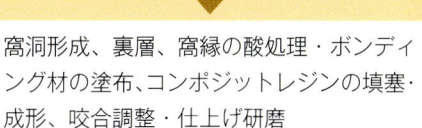

1. 歯科診療所での臨床実習　1）歯がズキズキする

1回目

①問診および診査
- 現病歴の問診
- デンタルエックス線写真撮影
- 歯髄電気診査など

②局所麻酔

③ラバーダム防湿

④抜髄
- 髄室の開拡
- 根管長測定
- 歯髄除去
- 根管拡大・形成
- 根管清掃・乾燥
- 根管消毒

⑤仮封（単一仮封または二重仮封）

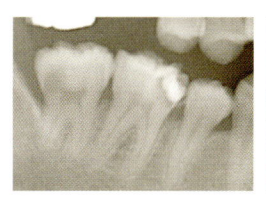

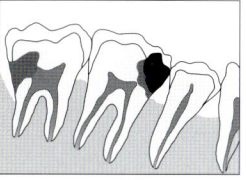

急性化膿性歯髄炎のエックス線写真と断面図。7|遠心歯頸部う蝕 C₃。|6近心二次う蝕（修復物下）。いずれもエックス線透過像が歯髄に達している。

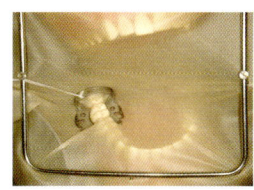

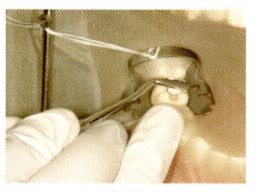

ラバーダム防湿　　仮封

2回目

①予後の問診、診査（打診など）

②ラバーダム防湿

③仮封除去

④根管充填
- 根管清掃・乾燥
- 根管充填
- 仮封
- デンタルエックス線撮影

Check! 感染根管治療と何が違うの？

3回目以後

修復・補綴処置に移る

【全部鋳造冠の場合】
↓
支台築造のための窩洞形成、精密印象採得
↓
技工作業（支台築造体、メタルコアの作製）
↓
支台歯形成、対合歯の印象採得、精密印象採得、咬合採得、テンポラリークラウンの作製・装着
↓
技工作業（全部鋳造冠の作製）
↓
全部鋳造冠の調整・合着

【鋳造修復の場合】
↓
窩洞形成、対合歯の印象採得、精密印象採得、仮封
↓
技工作業（インレーの作製）
↓
インレーの調整・合着

【成形修復の場合】
↓
窩洞形成、裏層、窩縁の酸処理・ボンディング材の塗布、コンポジットレジンの填塞・成形、咬合調整・仕上げ研磨

CHAPTER Ⅱ　臨床でみてこよう、学んでこよう　治療の流れと目的

1. 歯科診療所での臨床実習

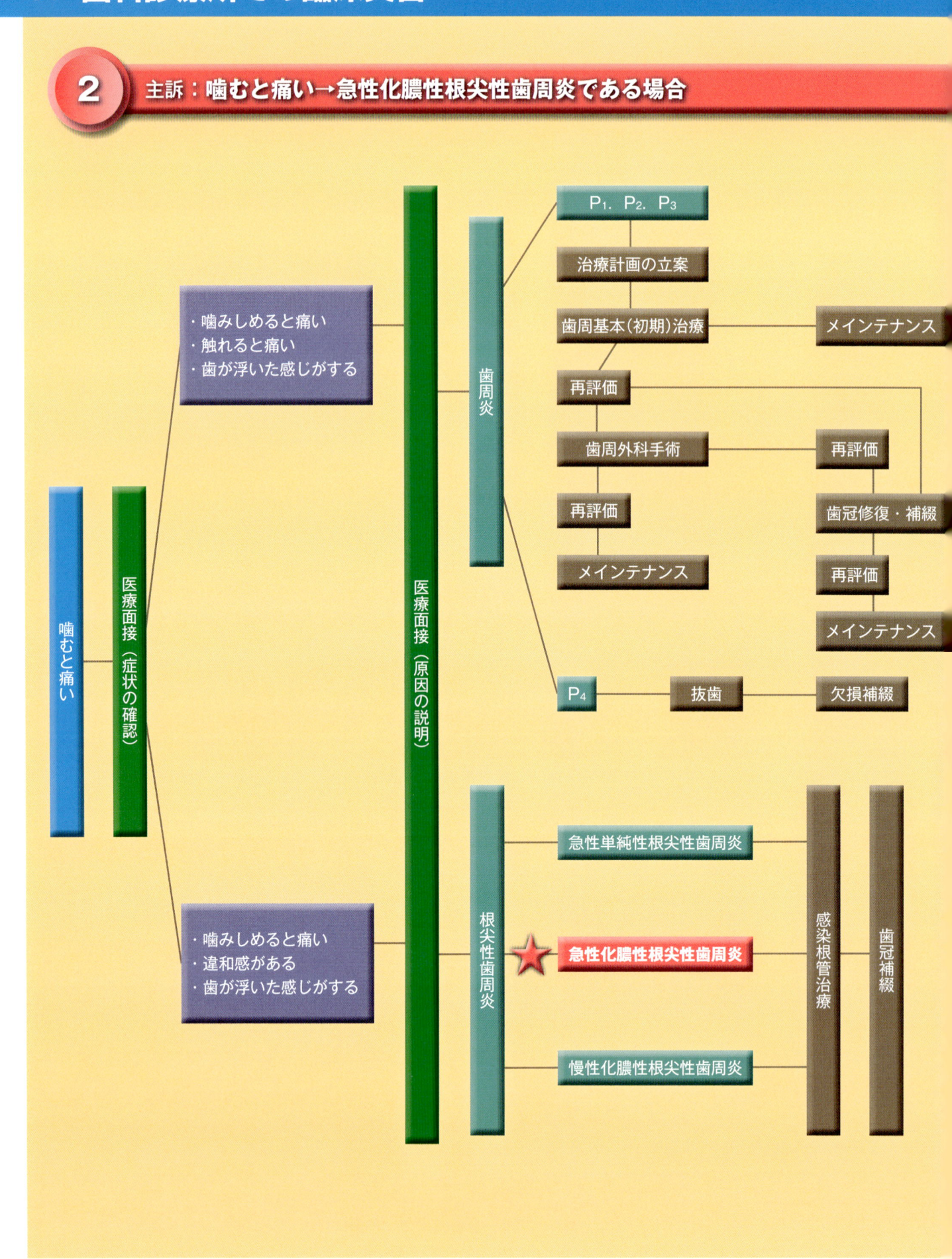

2　主訴：噛むと痛い→急性化膿性根尖性歯周炎である場合

```
噛むと痛い ── 医療面接（症状の確認）
    ├─ ・噛みしめると痛い
    │   ・触れると痛い       ── 医療面接（原因の説明）── 歯周炎 ─┬─ P1, P2, P3 ── 治療計画の立案 ── 歯周基本（初期）治療 ── メインテナンス
    │   ・歯が浮いた感じがする                                    │                                      │
    │                                                              │                                      └── 再評価 ──┬── 歯周外科手術 ── 再評価 ── 歯冠修復・補綴 ── 再評価 ── メインテナンス
    │                                                              │                                                   └── 再評価 ── メインテナンス
    │                                                              └─ P4 ── 抜歯 ── 欠損補綴
    │
    └─ ・噛みしめると痛い
        ・違和感がある       ── 根尖性歯周炎 ─┬── 急性単純性根尖性歯周炎 ──┐
        ・歯が浮いた感じがする                  ├── ★ 急性化膿性根尖性歯周炎 ├── 感染根管治療 ── 歯冠補綴
                                                └── 慢性化膿性根尖性歯周炎 ──┘
```

64

1. 歯科診療所での臨床実習　2）噛むと痛い

1回目

①問診および診査
・デンタルエックス線写真撮影
・触診、打診、歯髄電気診査など
②ラバーダム防湿
③感染歯質の除去（タービン、およびマイクロモーターによる切削）
④感染根管治療
・リーマー、ファイル、ブローチ、超音波根管拡大器、ルートキャナルシリンジなど
⑤根管貼薬、仮封

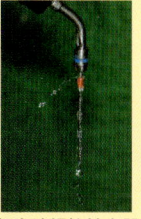

Check! 麻酔はいらないの？

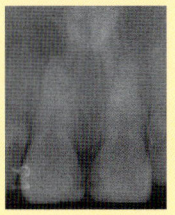

デンタルエックス線写真 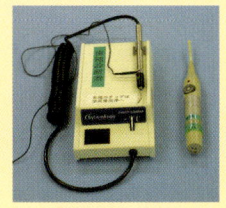　　電気歯髄診断器　　超音波根管拡大器 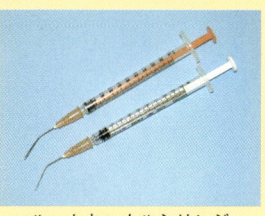　　ルートキャナルシリンジ

2～3回目

①根管治療・根管拡大
・リーマー、ファイル、電気的根管長測定器、ブローチ
②根管貼薬、仮封

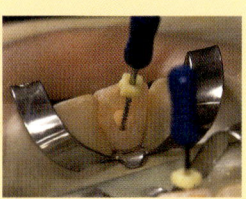

根管拡大 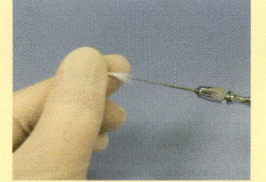　　ブローチ綿栓

4回目

①根管充填
・根管充填用ピンセット、ガッタパーチャポイント、アクセサリーポイント、レンツロ、スプレッダー、プラガー、根管充填剤など
②仮封
③デンタルエックス線写真撮影

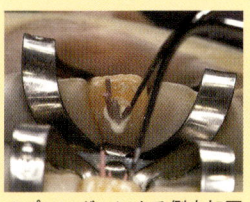

スプレッダーによる側方加圧 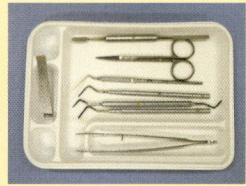　　根管充填セット

Check! 使用器具の名前と用途は要チェック！

その後

エックス線写真確認

→ 症状消失、根充良好な場合 → 歯冠修復処置

→ 不良、改善がない、根充不良、死腔を認める場合 → 再根管治療（歯根破折の有無などを精査）

CHAPTER Ⅱ　臨床でみてこよう、学んでこよう　治療の流れと目的

1. 歯科診療所での臨床実習

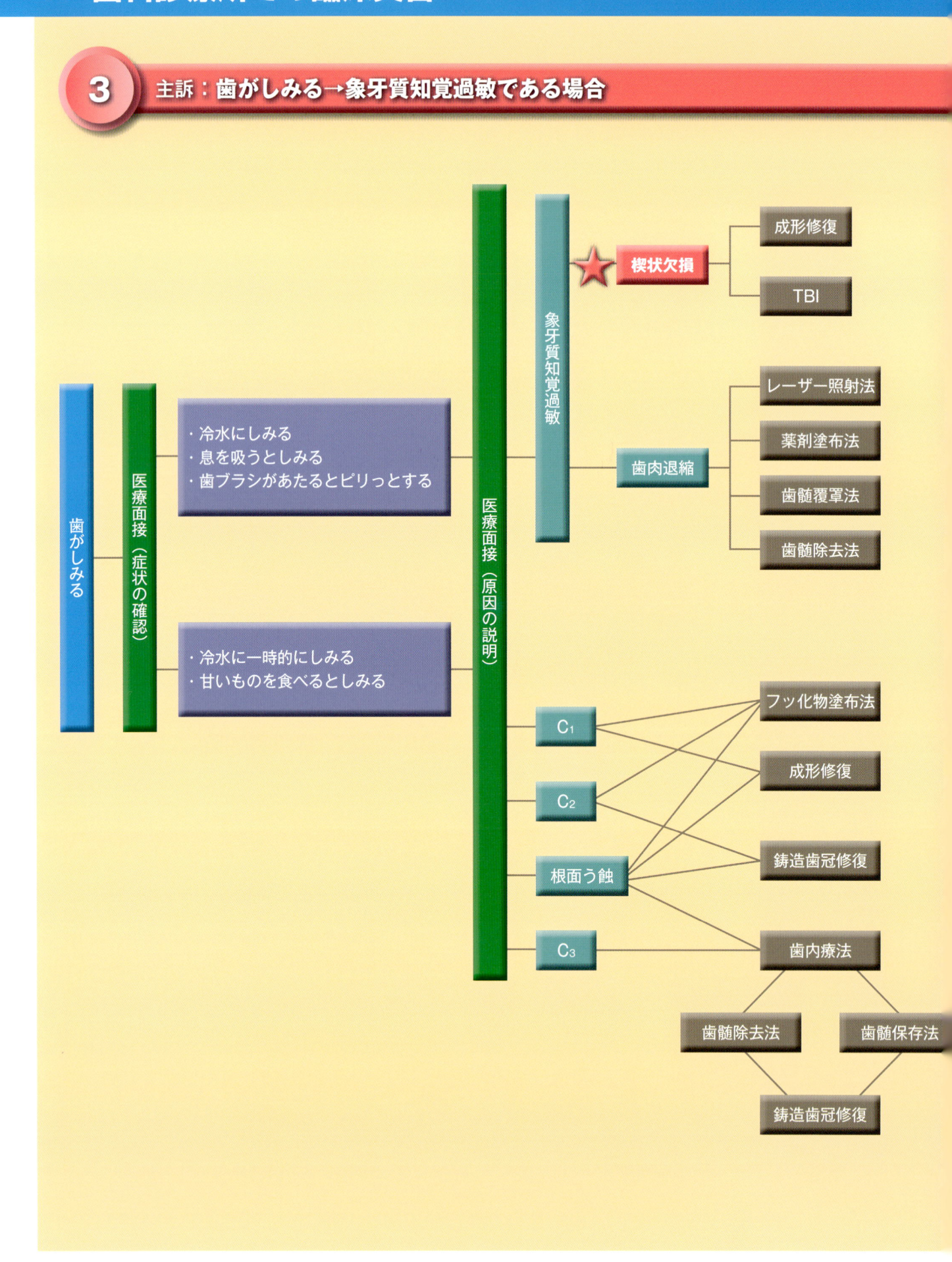

③ 主訴：歯がしみる→象牙質知覚過敏である場合

```
歯がしみる
└─ 医療面接（症状の確認）
    ├─ ・冷水にしみる
    │   ・息を吸うとしみる
    │   ・歯ブラシがあたるとピリっとする
    │      └─ 医療面接（原因の説明）
    │          ├─ 象牙質知覚過敏
    │          │   ├─ ★ 楔状欠損
    │          │   │   ├─ 成形修復
    │          │   │   └─ TBI
    │          │   └─ 歯肉退縮
    │          │       ├─ レーザー照射法
    │          │       ├─ 薬剤塗布法
    │          │       ├─ 歯髄覆罩法
    │          │       └─ 歯髄除去法
    │          ├─ C₁ ─┬─ フッ化物塗布法
    │          │      ├─ 成形修復
    │          ├─ C₂ ─┤
    │          │      ├─ 鋳造歯冠修復
    │          ├─ 根面う蝕 ─┤
    │          │            └─ 歯内療法
    │          └─ C₃ ──────┘
    │                       ├─ 歯髄除去法
    │                       └─ 歯髄保存法
    │                           └─ 鋳造歯冠修復
    └─ ・冷水に一時的にしみる
        ・甘いものを食べるとしみる
```

66

1. 歯科診療所での臨床実習　3）歯がしみる

1回目
①問診および診査、原因歯の特定
②象牙質知覚過敏用薬剤塗布、または
・レジン材（CR、コート材）による被覆、または
レーザー照射
③口腔衛生指導
・歯ブラシのあて方、歯磨き圧の強さ

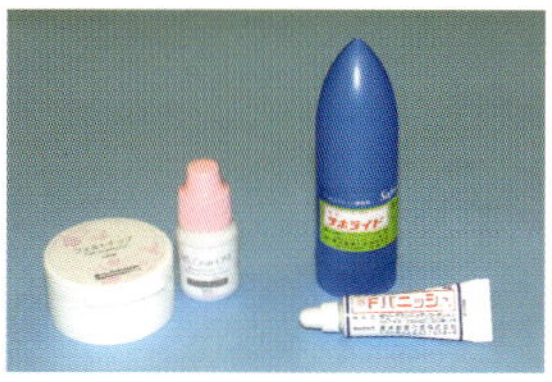

象牙質知覚過敏用薬剤
半導体レーザー照射器 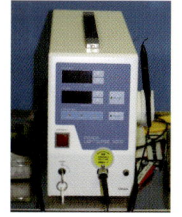

Check! 何が原因でしみるのかな？

Check! 保健指導が重要　しみる原因を見極めて指導する

2〜数回目
①象牙質知覚過敏用薬剤塗布、またはレジン（CR、コート材）またはレーザー照射法
②口腔衛生指導

その後

症状が軽減 → 楔状欠損がある場合 → 修復処置（コンポジットレジン、グラスアイオノマーセメント）

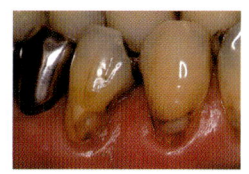

術前 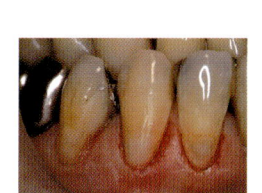　　術後

症状が悪化 → 抜髄

CHAPTER Ⅱ　臨床でみてこよう、学んでこよう　治療の流れと目的

1. 歯科診療所での臨床実習

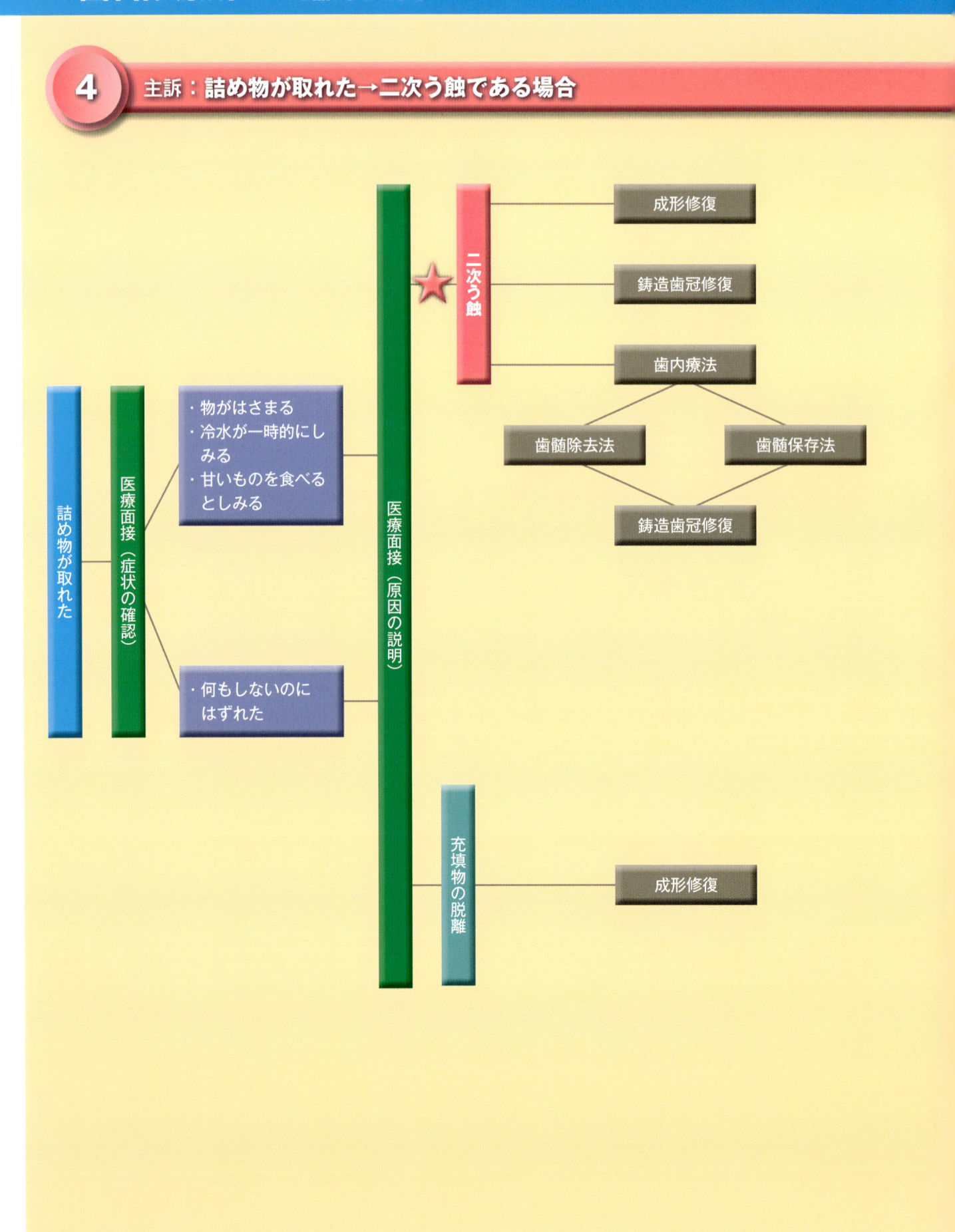

4　主訴：詰め物が取れた→二次う蝕である場合

詰め物が取れた → 医療面接（症状の確認）
- 物がはさまる
- 冷水が一時的にしみる
- 甘いものを食べるとしみる
- 何もしないのにはずれた

→ 医療面接（原因の説明）

★ 二次う蝕
- 成形修復
- 鋳造歯冠修復
- 歯内療法 → 歯髄除去法／歯髄保存法 → 鋳造歯冠修復

充填物の脱離
- 成形修復

68

1. 歯科診療所での臨床実習　4）詰め物が取れた

1回目

①問診および診査
・デンタルエックス線写真撮影
・触診、打診、歯髄電気診査など
・脱落原因の診査
（②浸潤麻酔）
③エアタービン、マイクロモーターにて感染歯質の除去
・う蝕検知液

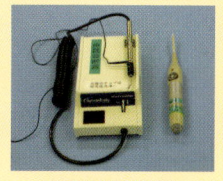

電気歯髄診断器

④-A 二次う蝕が歯髄まで到達していない場合
必要に応じて
・間接覆髄法
　裏層器、間接覆髄剤、
　セメント（グラスアイオノマー系など）

④-B 二次う蝕が歯髄まで到達している場合

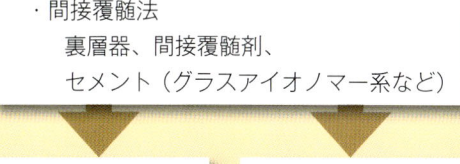

⑤-A 二次う蝕が小
・直接法成形修復
（コンポジットレジン、充填器、照射器、プラスチックストリップス、研磨用ポイントなど）

⑤-B 二次う蝕が大
・間接法成形修復
（インレー、アンレー、クラウン）
印象採得、仮封、テンポラリークラウン装着

⑤-C 直接覆髄
裏層器、直接覆髄剤
歯冠修復へ（⑤-Aか⑤-Bへ）

Check! 覆髄と覆罩の違いは何？

⑤-D 抜髄
リーマー、ファイル、ブローチ、クレンザー、超音波根管拡大器、ルートキャナルシリンジ、仮封材

⑤-E 感染根管治療
リーマー、ファイル、ブローチ、クレンザー、超音波根管拡大器、ルートキャナルシリンジ、仮封材

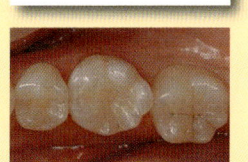

1級コンポジットレジン修復

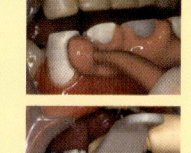

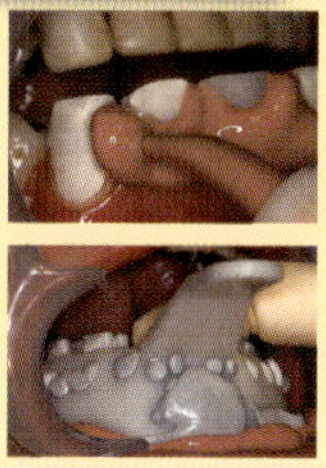

シリコン連合印象法

2回目

①間接修復物の調整
咬合紙、コンタクトゲージ、カーボランダムポイントなど
②間接修復物の研磨
③合着
セメント、練和紙、スパチュラ

①根管治療
リーマー、ファイル、ブローチ
電気的根管長測定器
②貼薬
③仮封

3回目以後

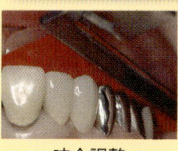

咬合調整

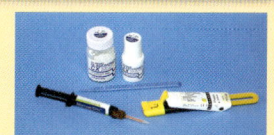

合着用・接着性セメント類
（粉液タイプ、オートミックスタイプ、2ペーストタイプ）

①根管充填
根管充填用ピンセット、ガッタパーチャポイント、レンツロ、スプレッダー、プラガー、根管充填材など
②仮封
③デンタルエックス線写真撮影

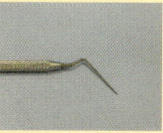

スプレッダー

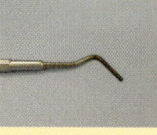

プラガー

その後

歯冠修復へ
（⑤-Aか⑤-Bへ）

CHAPTER Ⅱ 臨床でみてこよう、学んでこよう 治療の流れと目的

1. 歯科診療所での臨床実習

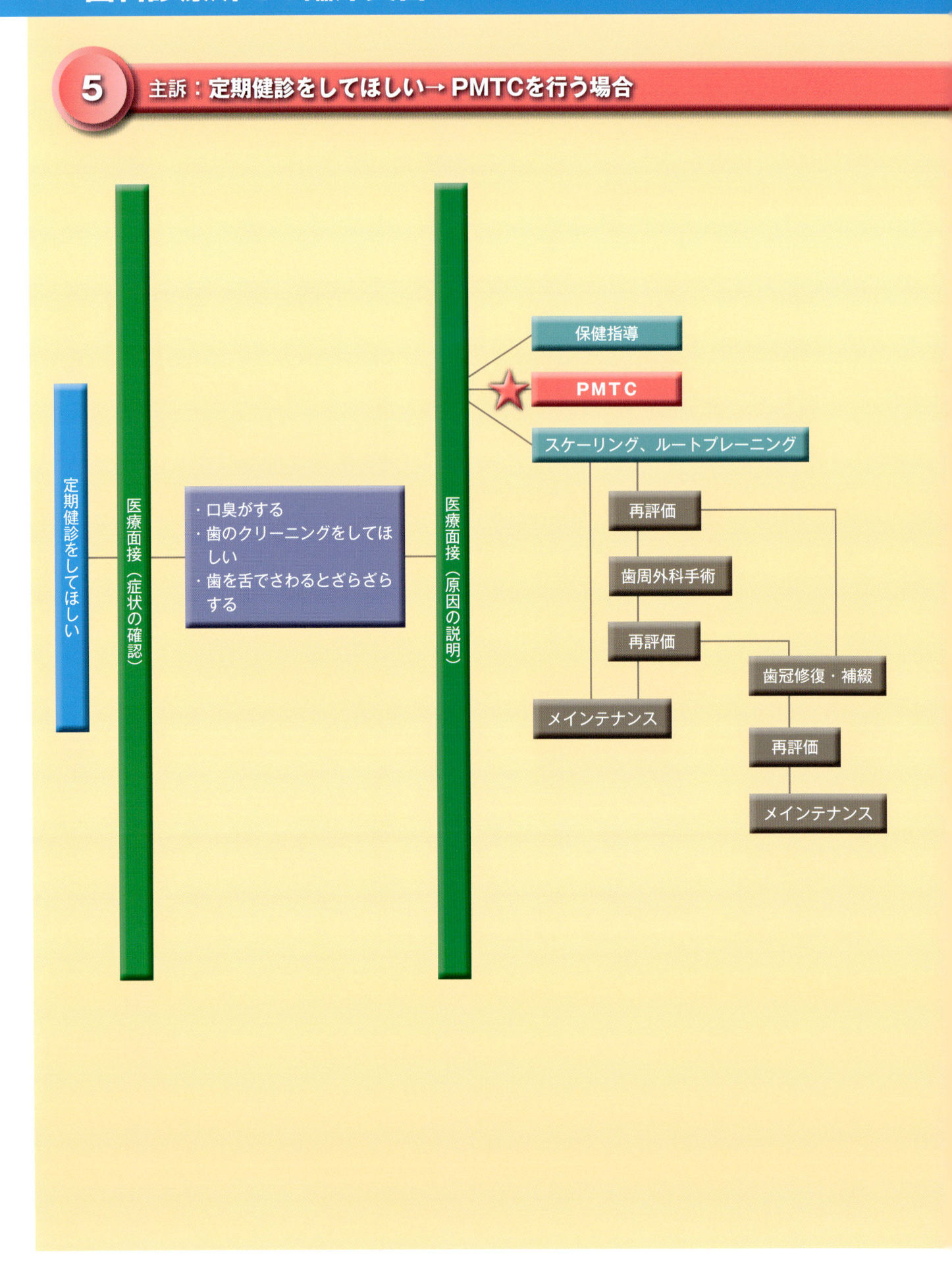

5 主訴：定期健診をしてほしい→PMTCを行う場合

定期健診をしてほしい → 医療面接（症状の確認） →
- 口臭がする
- 歯のクリーニングをしてほしい
- 歯を舌でさわるとざらざらする

→ 医療面接（原因の説明） →
- 保健指導
- ★ PMTC
- スケーリング、ルートプレーニング
  - 再評価
    - メインテナンス
    - 歯周外科手術
      - 再評価
        - メインテナンス
        - 歯冠修復・補綴
          - 再評価
            - メインテナンス

1. 歯科診療所での臨床実習　5）定期健診をしてほしい

1回目

①問診
②診査
　・デンタルエックス線10枚法での撮影
　・パノラマエックス線写真撮影
　・スタディモデル製作
　・歯周組織検査
　　（6点法によるポケット測定、歯間離開度検査、歯の動揺度検査、BOPなど）
　・プラーク付着状態（O'Leary）の評価
　・細菌検査
　・口腔内写真撮影
③歯科衛生計画の立案

Check! 患者さんのホームケアの確認や指導も忘れずに

2回目

PMTC
①プラークの染色
　・染色液でプラークを染め出す
　・古いプラーク（バイオフィルム）と新しいプラークの染め分けを行うものを使用するとわかりやすい

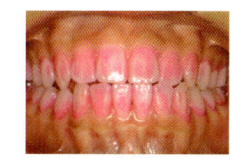

②研磨剤の注入・塗布
　・PMTCを行う部位に、フッ化物配合の研磨剤を塗布する
　・隣接面には専用のシリンジを用いると注入しやすい

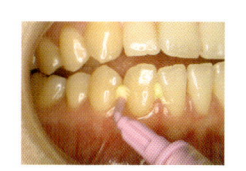

Check! 隣接面から清掃するのはなぜ？

③隣接面の清掃・研磨
　・往復運動のコントラアングルハンドピースにエバチップを装着し、隣接面に挿入後、近心面・遠心面にフィットさせて清掃・研磨を行う

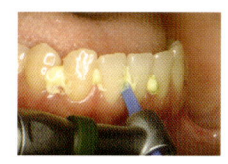

④頰舌側面、咬合面の清掃・研磨
　・回転運動のコントラアングルハンドピースにカップ・ブラシを装着し、頰舌側面や咬合面の清掃・研磨を行う
　・低速回転で行うことが原則

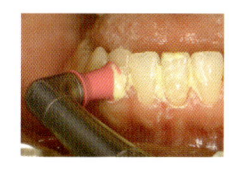

⑤口腔内および歯周ポケット内の洗浄
　・スリーウェイシリンジを用いて、研磨剤が残らないようにスプレー洗浄し、クロルヘキシジン溶液等で歯肉溝内および歯周ポケット内を洗浄する

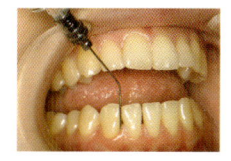

⑥フッ化物の塗布
　・露出した歯根面へのフッ化物塗布が望ましい。

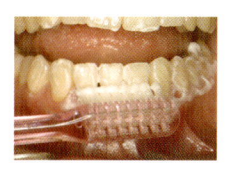

3〜6ヵ月後にリコール

写真提供（東京都小平市・河野歯科医院）

CHAPTER Ⅱ　臨床でみてこよう、学んでこよう　治療の流れと目的

1. 歯科診療所での臨床実習

6 主訴：入れ歯が合わなくなった→ティッシュコンディショニングを行う場合

入れ歯が合わなくなった — 医療面接（症状の確認） — ・噛むと歯ぐきが痛む／・入れ歯がはずれる／・噛み合わせが悪い／・入れ歯と歯ぐきの間にものがはさまる — 医療面接（原因の説明） — 義歯不適合による歯槽粘膜異常

- 義歯調整・薬物塗布
- ★ **ティッシュコンディショニング**
  - 義歯再製作
  - 床裏装

1. 歯科診療所での臨床実習　6）入れ歯が合わなくなった

1回目

①問診および診査
・使用中の義歯の評価（義歯床形態、咬合位の評価、ホワイトシリコーン等による適合試験）

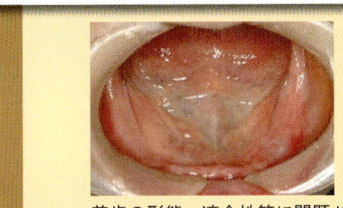

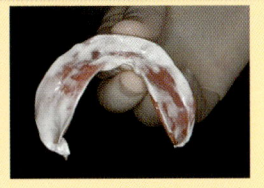

Check! あたっているのはどの部分？

義歯の形態・適合性等に問題があり、かつ粘膜に大きな褥瘡性潰瘍がある場合

ティッシュコンディショニング
・使用中の義歯に修正（咬合位、床縁形態）が必要な場合は、修正を行った後にティッシュコンディショナー（粘膜調整材）を粘膜面に盛り上げる

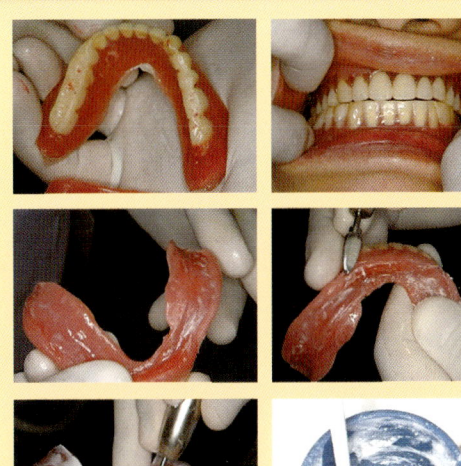

Check! ティッシュコンディショニングをしている間、義歯の清掃はどうしたらいいの？

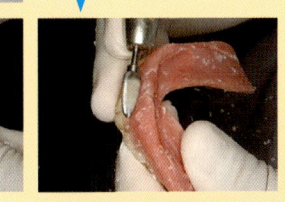

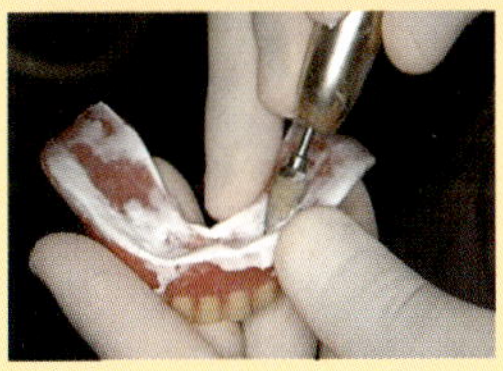

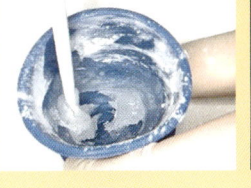

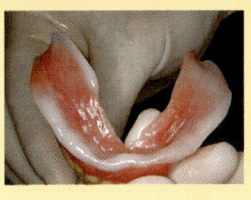

2回目

粘膜の回復度および義歯粘膜面の評価
・PIPなどを用いて強くあたっている部分をチェックして削除した後、その部分に再度ティッシュコンディショナーを盛り上げる。

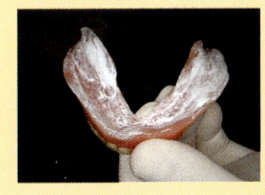

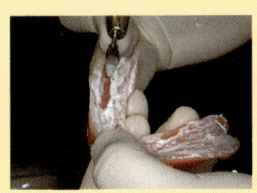

3回目以後

経過良好となった時点で再度使用中の義歯の評価

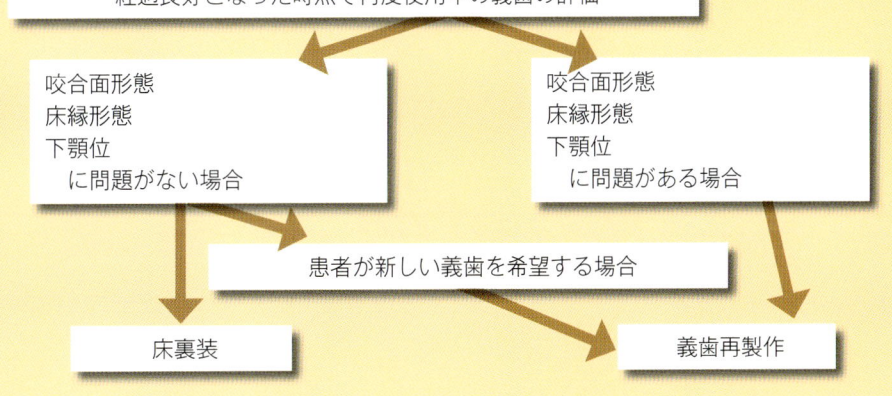

咬合面形態
床縁形態
下顎位
　に問題がない場合

咬合面形態
床縁形態
下顎位
　に問題がある場合

患者が新しい義歯を希望する場合

床裏装　　　　義歯再製作

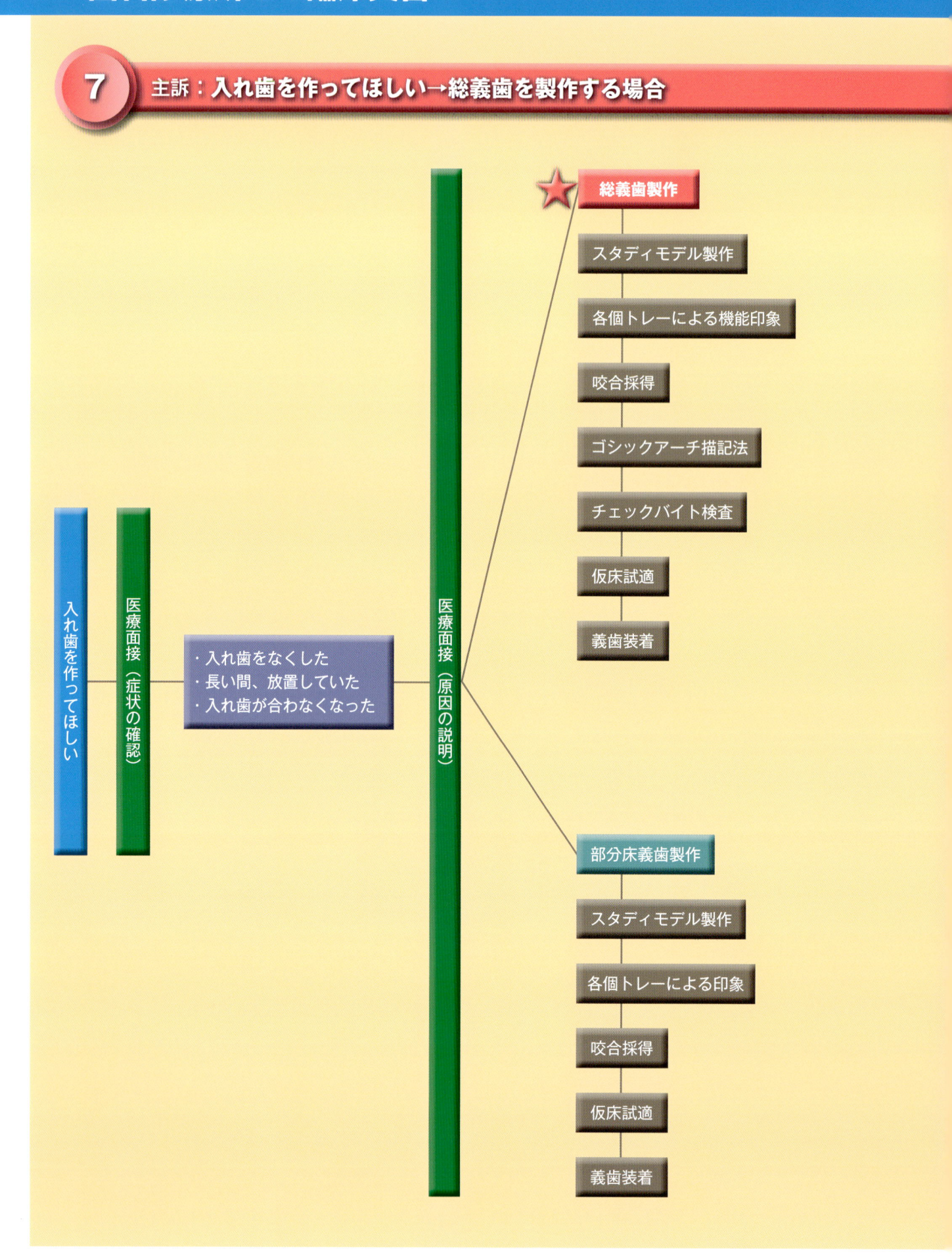

CHAPTER Ⅱ　臨床でみてこよう、学んでこよう　治療の流れと目的

1. 歯科診療所での臨床実習

7　主訴：入れ歯を作ってほしい→総義歯を製作する場合

入れ歯を作ってほしい → 医療面接（症状の確認） → ・入れ歯をなくした ・長い間、放置していた ・入れ歯が合わなくなった → 医療面接（原因の説明）

★ **総義歯製作**
- スタディモデル製作
- 各個トレーによる機能印象
- 咬合採得
- ゴシックアーチ描記法
- チェックバイト検査
- 仮床試適
- 義歯装着

部分床義歯製作
- スタディモデル製作
- 各個トレーによる印象
- 咬合採得
- 仮床試適
- 義歯装着

1. 歯科診療所での臨床実習　7) 入れ歯を作ってほしい

1回目
①問診および口腔内診査
　・主訴（使用中の義歯に対する不満）の聞き取り
　・顎堤および粘膜の状態、唾液の分泌量
②使用中の義歯の評価（義歯床縁形態、咬合位および咬合接触の評価、適合試験）
③使用中の義歯の調整
　・義歯修理
　・咬合調整

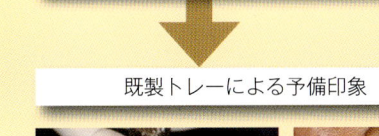

既製トレーによる予備印象 ← 褥瘡性潰瘍がある場合　ティッシュコンディショニング

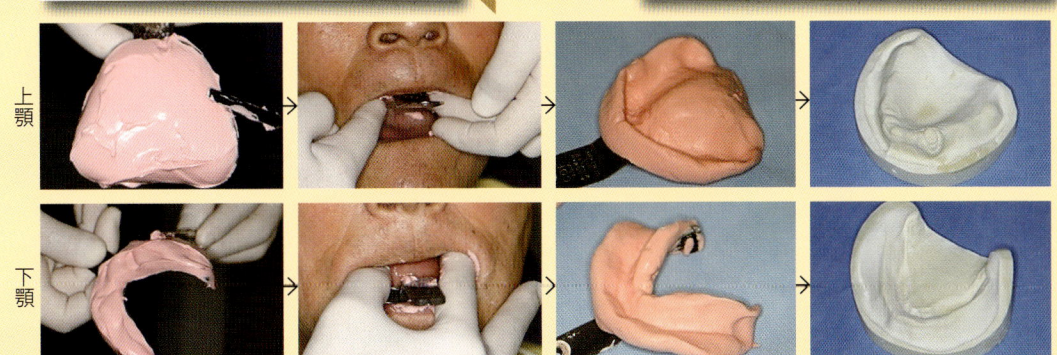

上顎
下顎

2回目
精密印象（予備印象から製作したスタディモデルで各個トレーをあらかじめ製作しておく）
①個人トレーの調整　②辺縁形成　③最終印象

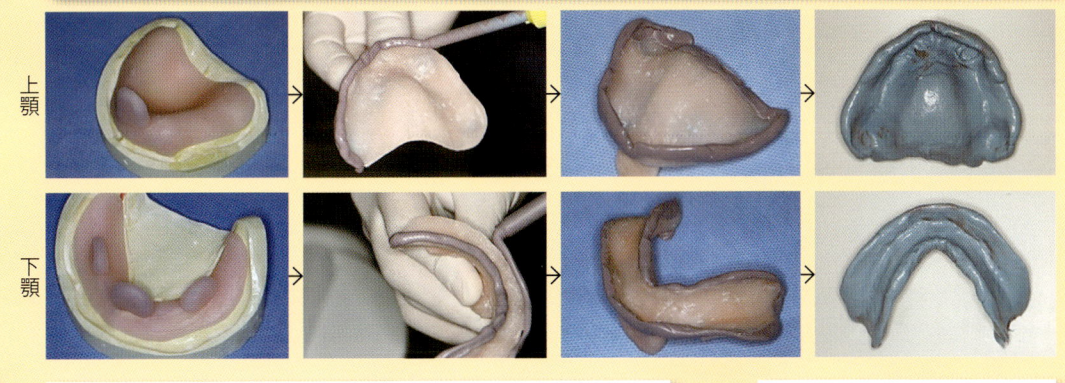

上顎
下顎

3回目
咬合採得（精密印象で製作した作業模型で咬合床を製作しておく）
　・咬合高径の決定、前歯部の豊隆の決定、人工歯選択
→ ゴシックアーチ描記
　・水平的顎間関係
　・チェックバイト採得

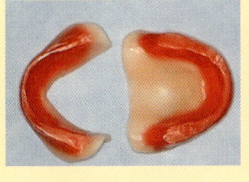

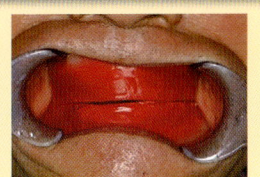

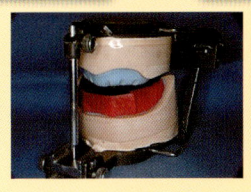

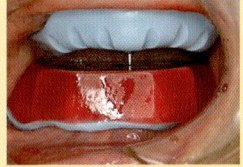

4回目
仮床試適
　・審美面のチェックと人工歯配列修正、発音確認

5回目
義歯装着
　・PIPなどによる粘膜面の調整、咬合調整
　・義歯の取り扱いと食事指導
→ 6回目以降
義歯調整
　・痛みがなくなり快適に咬めるようになるまで調整を続ける

Check! 義歯の取り扱い方法について説明できる？

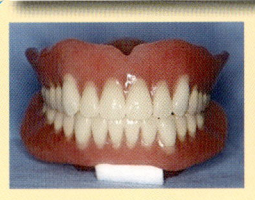

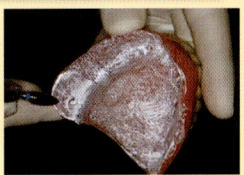

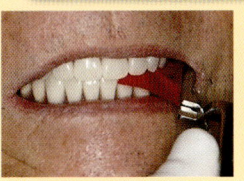

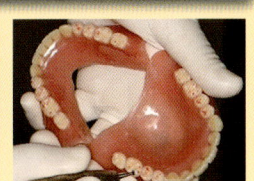

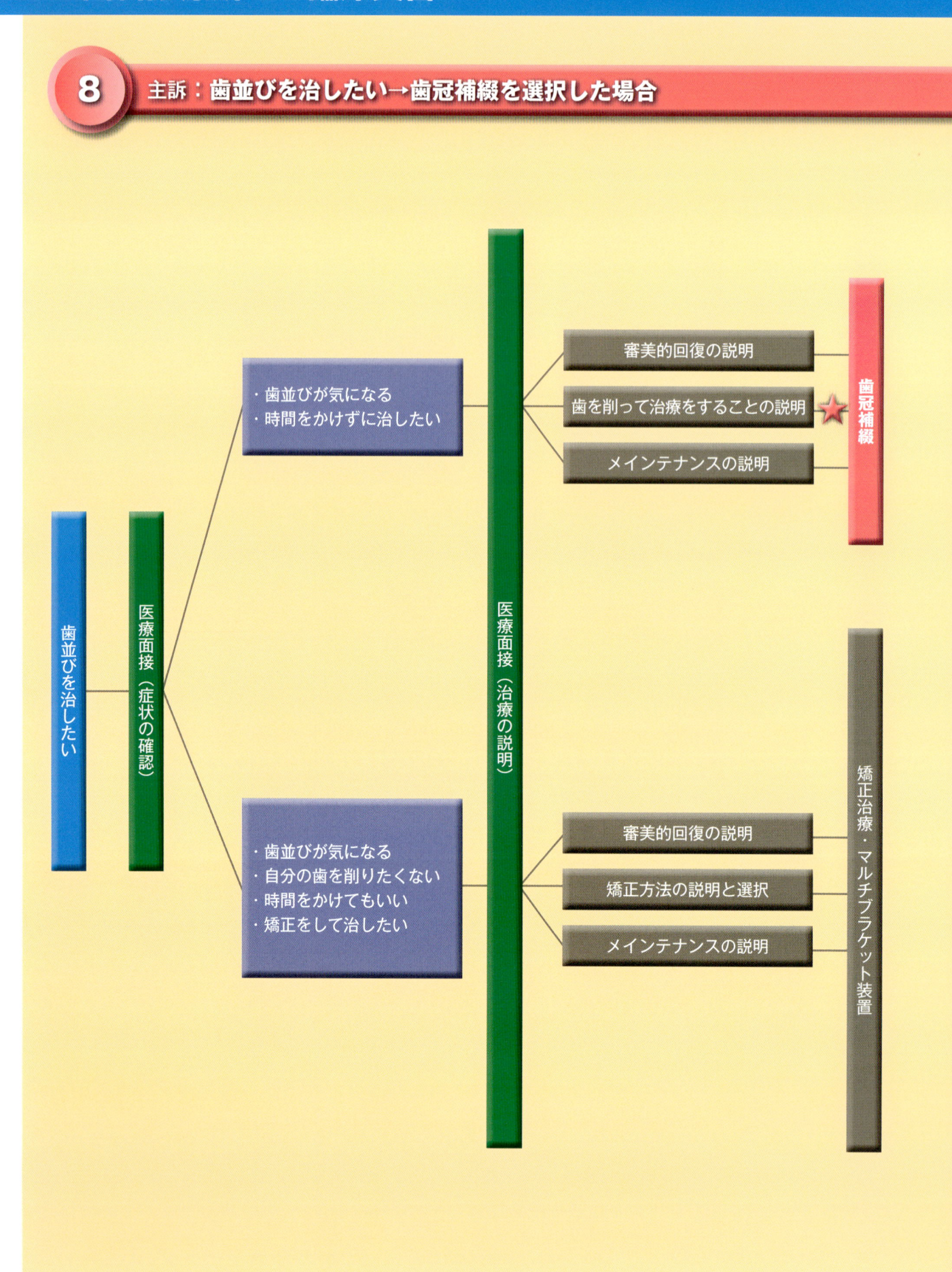

CHAPTER Ⅱ　臨床でみてこよう，学んでこよう　治療の流れと目的

1. 歯科診療所での臨床実習

8　主訴：歯並びを治したい→歯冠補綴を選択した場合

```
歯並びを治したい ─ 医療面接（症状の確認）
  ├─ ・歯並びが気になる
  │    ・時間をかけずに治したい
  │       └─ 医療面接（治療の説明）
  │            ├─ 審美的回復の説明
  │            ├─ 歯を削って治療をすることの説明 ★
  │            └─ メインテナンスの説明
  │                 → 歯冠補綴
  │
  └─ ・歯並びが気になる
       ・自分の歯を削りたくない
       ・時間をかけてもいい
       ・矯正をして治したい
          └─ 医療面接（治療の説明）
               ├─ 審美的回復の説明
               ├─ 矯正方法の説明と選択
               └─ メインテナンスの説明
                    → 矯正治療・マルチブラケット装置
```

1. 歯科診療所での臨床実習　8) 歯並びを治したい

1回目

①問診および診査
- エックス線撮影
  デンタルエックス線診査（10枚法）
  もしくはパノラマエックス線写真
- スタディモデル製作
- 歯周組織検査
- 口腔内写真撮影

②前歯部歯間離開の患者の治療説明例：
- 歯を削って治療することの説明および同意
- 治療期間（歯科矯正治療との比較）

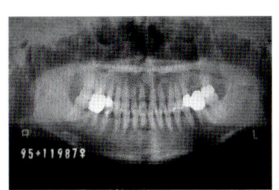

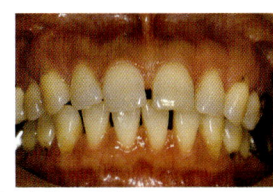

前歯部歯間離開の患者の口腔内

Check! 鋳造冠を装着する時の歯髄処置はどうするの？

2回目

①セットアップモデルによる説明
- 歯冠補綴装置の説明および選択
  （金属焼付ポーセレンクラウン、硬質レジン前装冠、ラミネートベニアなど）
- セットアップモデルが患者のイメージと一緒かどうか確認

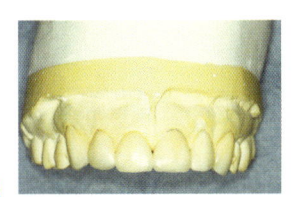

②支台歯形成、精密印象、咬合採得、テンポラリークラウンの仮着

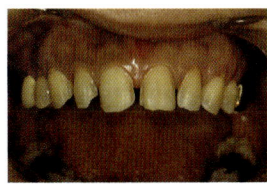

セットアップモデル　　支台歯形成

Check! ラミネートベニアや鋳造冠、前装冠をどうやって選択するの？

3回目

歯冠補綴装置装着（本症例はポーセレン・ラミネートベニアによる処置）

メインテナンス

歯冠補綴装置装着後の定期的なメインテナンス
① プラークコントロールの励行
② 歯間ブラシやデンタルフロスを使用したホームケア
③ 定期的に受診し、口腔内に異常がないかを診査する

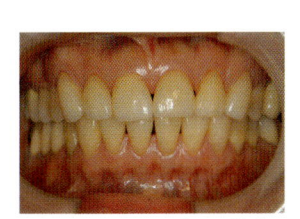

メインテナンス12年の口腔内

（写真は日補綴会誌第1巻3号、P315-318より引用）

CHAPTER Ⅱ　臨床でみてこよう、学んでこよう　治療の流れと目的

1. 歯科診療所での臨床実習

⑨　主訴：歯並びを治したい→矯正治療を選択した場合

```
歯並びを治したい
  │
  └─ 医療面接（症状の確認）
        │
        ├─ ・歯並びが気になる
        │   ・時間をかけずに治したい
        │        │
        │        └─ 医療面接（治療の説明）
        │              ├─ 審美的回復の説明　──┐
        │              ├─ 歯を削って治療をすることの説明 ──┤ 補綴処置
        │              └─ メインテナンスの説明 ──┘
        │
        └─ ・歯並びが気になる
            ・自分の歯を削りたくない
            ・時間をかけてもいい
            ・矯正をして治したい
                 │
                 └─ 医療面接（治療の説明）
                       ├─ 審美的回復の説明　──┐
                       ├─ 矯正方法の説明と選択 ★ ──┤ 矯正治療・マルチブラケット装置
                       └─ メインテナンスの説明 ──┘
```

1. 歯科診療所での臨床実習　9）歯並びを治したい

1回目
- ①口腔内写真
- ②顔面写真
- ③印象採得・咬合採得
- ④デンタルエックス線写真
  - ・正面・側面セファロ写真
  - ・パノラマエックス線写真
- ⑤その他（必要に応じて）
  - ・デンタルエックス線写真
  - ・咬合法エックス線写真
  - ・顎関節エックス線写真
  - ・CT写真

2回目
- ①治療法の説明
- ②治療時期の説明
  - ・動的治療期間
  - ・保定期間
- ③抜歯部位の説明

Check! どのくらいの期間でワイヤーをとり替えるの？

Check! プラークコントロールの方法は？

3回目

装置選択

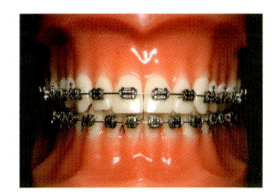

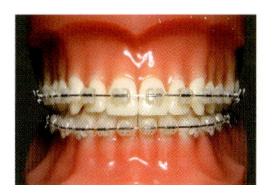

| メタルブラケット | セラミックブラケット | リンガルブラケット |

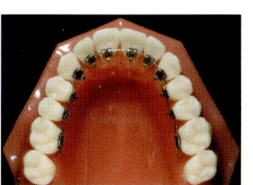

メインテナンス
- ①PMTC
- ②ブラッシング指導

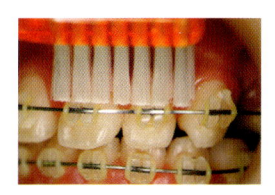

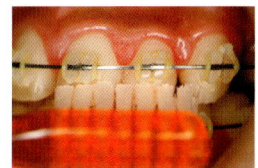

Check! 保定の必要性やその種類にはどのようなものがあるの？

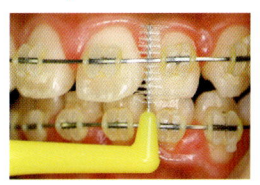

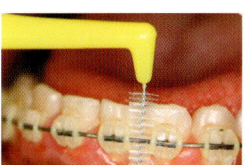

| 歯ブラシ | 歯間ブラシ | ワンタフトブラシ |

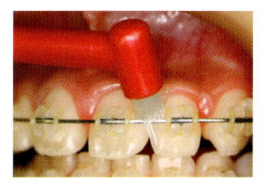

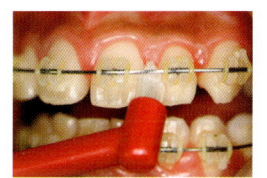

Ⅱ-1 歯科診療所での臨床実習

CHAPTER Ⅱ　臨床でみてこよう、学んでこよう　治療の流れと目的

1. 歯科診療所での臨床実習

10 主訴：歯を白くしたい→ホワイトニングを選択した場合

```
歯を白くしたい
└─ 医療面接（症状の確認）
    ├─ ・色素の沈着
    │   ・歯石の沈着
    ├─ ・う蝕
    │   ・エナメル質形成不全
    │   ・斑状歯
    │   ・変色歯
    └─ ・見た目をきれいにしたい
        └─ 医療面接（治療の説明）
            ├─ 着色除去
            │   ├─ 歯面研磨
            │   ├─ スケーリング
            │   └─ PMTC
            ├─ 歯冠修復
            │   ├─ ラミネートベニア修復
            │   ├─ 前装鋳造冠
            │   ├─ ジャケットクラウン
            │   └─ 歯冠継続歯
            └─ ★ ホワイトニング
                ├─ オフィスホワイトニング
                └─ ホームホワイトニング
```

1. 歯科診療所での臨床実習　10）歯を白くしたい

1回目

①変色の原因の診査
- 問診
- 口腔内写真撮影
- デンタルエックス線写真撮影

②患者が求める白さの把握
- シェードガイドや測色器を用いた色調の把握

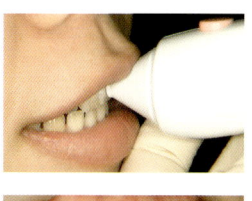

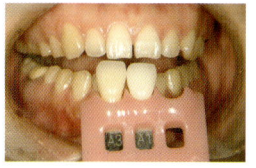

2回目以降

歯の切削が可能か？

↓

歯の切削（－）

着色除去
PMTCなど

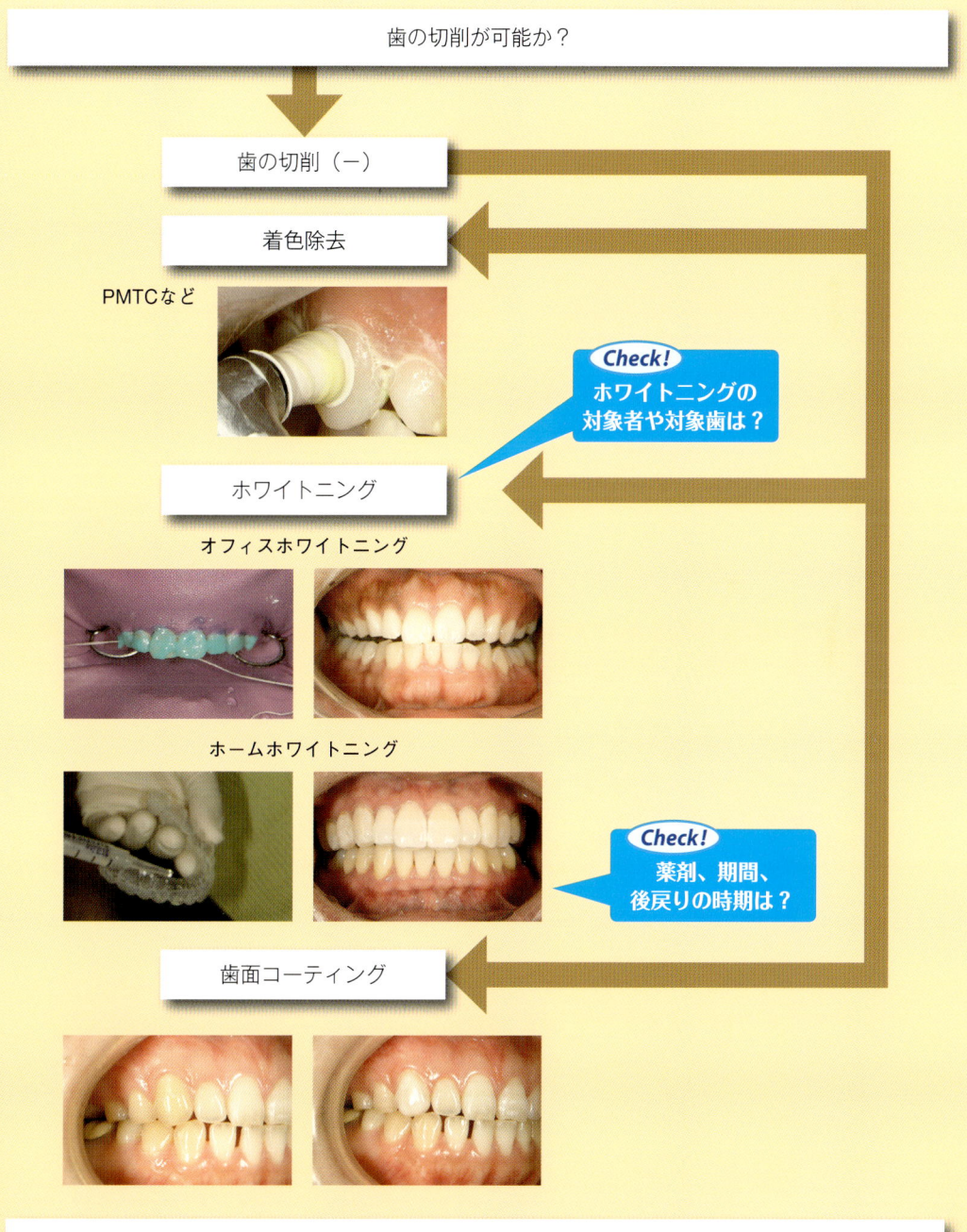

ホワイトニング

Check! ホワイトニングの対象者や対象歯は？

オフィスホワイトニング

ホームホワイトニング

Check! 薬剤、期間、後戻りの時期は？

歯面コーティング

メインテナンス

①すべての場合において白さを維持するためにPMTCやフッ化物塗布を行う。
②ホームホワイトニングは白さを維持するために定期的に行う（タッチアップ）。
③歯面コーティングは永久修復ではないので、再度歯面コーティングが必要になることがある。

Ⅱ-1 歯科診療所での臨床実習

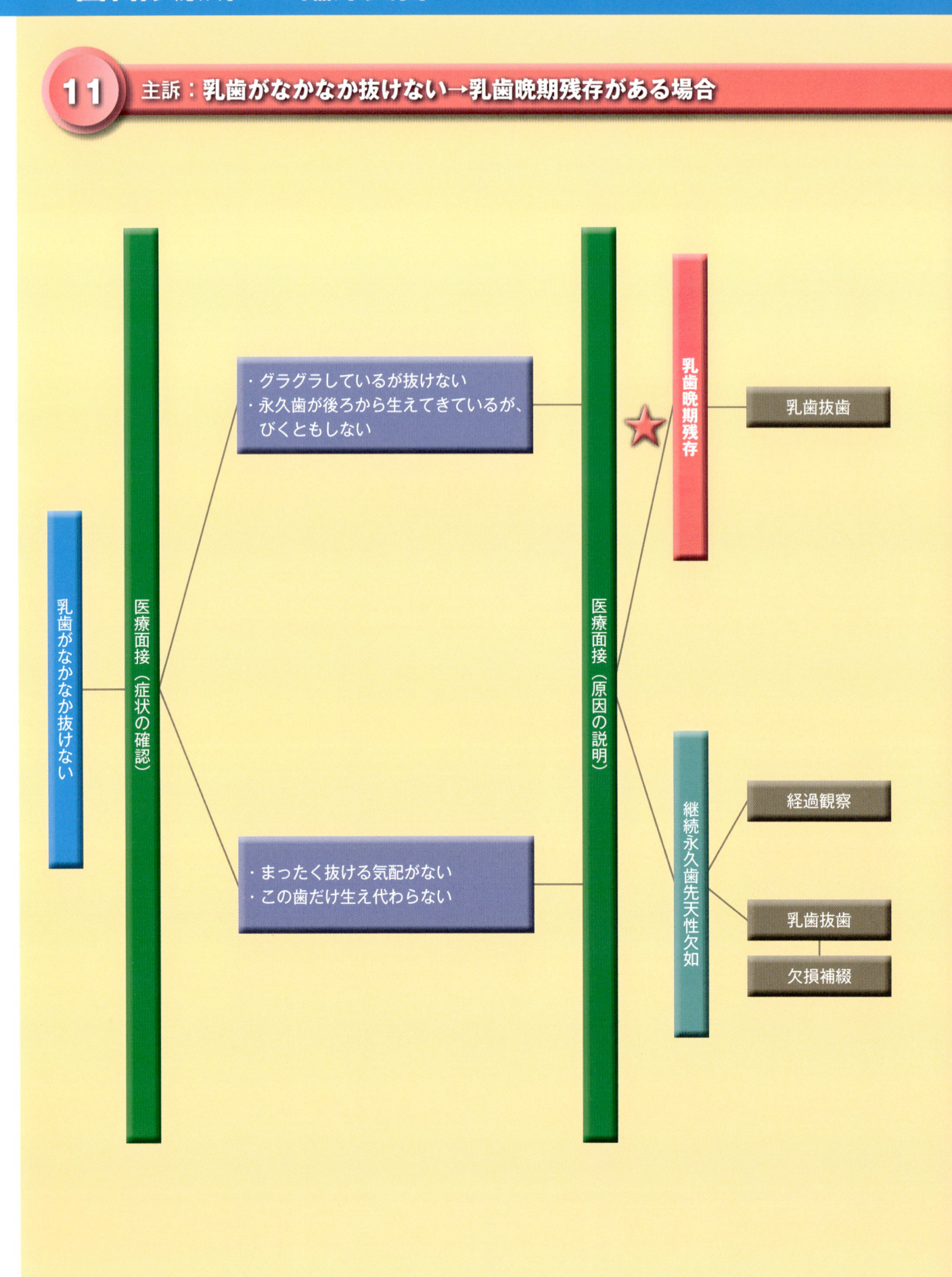

CHAPTER Ⅱ　臨床でみてこよう、学んでこよう　治療の流れと目的

1. 歯科診療所での臨床実習

11　主訴：乳歯がなかなか抜けない→乳歯晩期残存がある場合

乳歯がなかなか抜けない

医療面接（症状の確認）

- グラグラしているが抜けない
- 永久歯が後ろから生えてきているが、びくともしない

- まったく抜ける気配がない
- この歯だけ生え代わらない

医療面接（原因の説明）

★ 乳歯晩期残存 → 乳歯抜歯

継続永久歯先天性欠如
- 経過観察
- 乳歯抜歯
- 欠損補綴

82

1. 歯科診療所での臨床実習　11) 乳歯がなかなか抜けない

診査

①問診および診査
- デンタルエックス線写真診査
- パノラマエックス線写真診査
- 動揺度診査
- スタディモデル作製
- 口腔内写真撮影

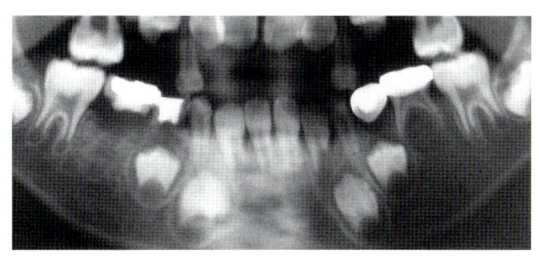

パノラマエックス線写真（永久歯 5|5 先天性欠如）

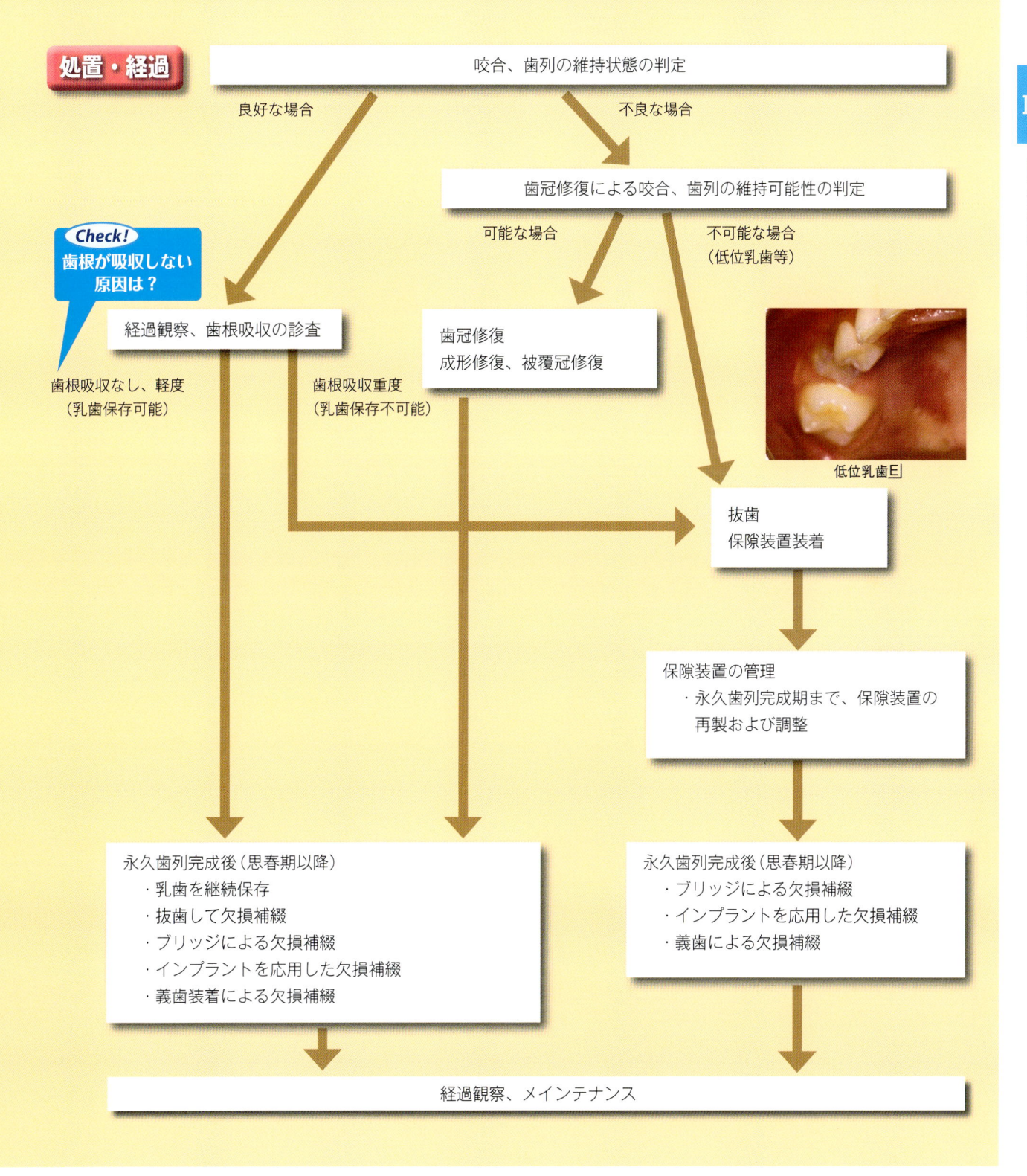

処置・経過

咬合、歯列の維持状態の判定

- 良好な場合
- 不良な場合 → 歯冠修復による咬合、歯列の維持可能性の判定
  - 可能な場合
  - 不可能な場合（低位乳歯等）

Check! 歯根が吸収しない原因は？

経過観察、歯根吸収の診査
- 歯根吸収なし、軽度（乳歯保存可能）
- 歯根吸収重度（乳歯保存不可能）

歯冠修復
成形修復、被覆冠修復

低位乳歯 E|

抜歯
保隙装置装着

保隙装置の管理
- 永久歯列完成期まで、保隙装置の再製および調整

永久歯列完成後（思春期以降）
- 乳歯を継続保存
- 抜歯して欠損補綴
- ブリッジによる欠損補綴
- インプラントを応用した欠損補綴
- 義歯装着による欠損補綴

永久歯列完成後（思春期以降）
- ブリッジによる欠損補綴
- インプラントを応用した欠損補綴
- 義歯による欠損補綴

経過観察、メインテナンス

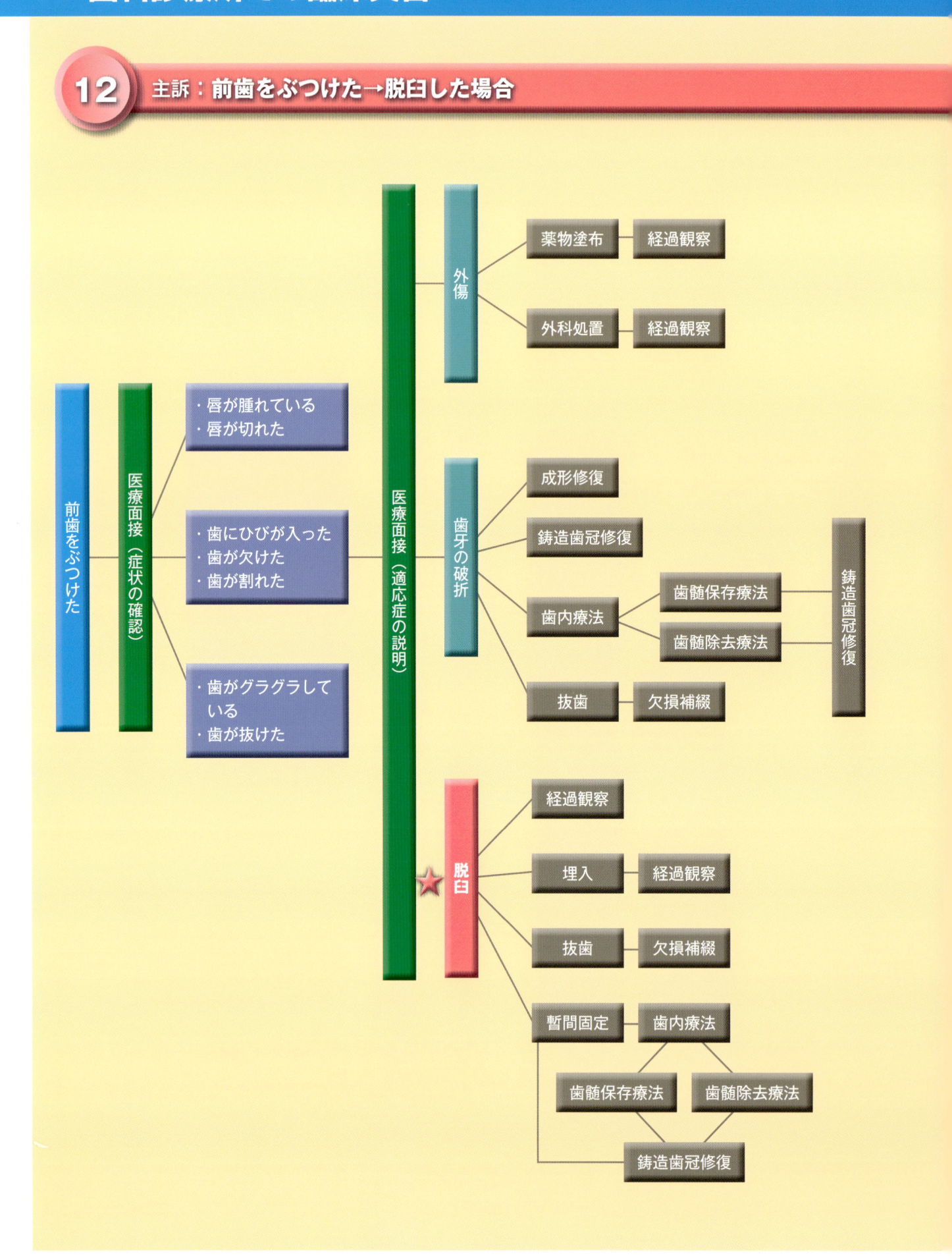

CHAPTER Ⅱ　臨床でみてこよう、学んでこよう　治療の流れと目的

1. 歯科診療所での臨床実習

12　主訴：前歯をぶつけた→脱臼した場合

前歯をぶつけた → 医療面接（症状の確認）
- ・唇が腫れている／・唇が切れた
- ・歯にひびが入った／・歯が欠けた／・歯が割れた
- ・歯がグラグラしている／・歯が抜けた

→ 医療面接（適応症の説明）

外傷
- 薬物塗布 — 経過観察
- 外科処置 — 経過観察

歯牙の破折
- 成形修復
- 鋳造歯冠修復
- 歯内療法 — 歯髄保存療法 — 鋳造歯冠修復
- 　　　　　 歯髄除去療法 ／
- 抜歯 — 欠損補綴

★脱臼
- 経過観察
- 埋入 — 経過観察
- 抜歯 — 欠損補綴
- 暫間固定 — 歯内療法 — 歯髄保存療法／歯髄除去療法 — 鋳造歯冠修復

1. 歯科診療所での臨床実習　12）前歯をぶつけた

診査・応急処置

① 問診および診査
　・デンタルエックス線写真診査
　・パノラマエックス線写真診査
　・その他の診査
　　頭部、顔面の打撲、損傷の有無
　　顎骨、歯槽骨等の骨折の有無
　　口腔粘膜損傷の有無
　　歯髄電気診断器等による歯髄生活診断
② 止血
③ 創傷消毒（必要ならば縫合等）
④ 創傷部の安静を指示

Check! 脱臼ってどのように写るの？

デンタルエックス線写真（1│脱臼）

脱臼歯に対する処置・経過

- 軽度の動揺 → 経過観察
- 乳歯の軽度埋入 → 経過観察（自然萌出を期待）
- 整復固定、再植可能 → 整復固定、再植固定
- 整復固定、再植不可能 → 抜歯

Check! どんな症状だと再植できないの？

1│脱臼　　1│整復固定

経過観察、固定除去、予後判定
- 良好な場合 → 経過観察、歯髄生活診断（歯髄電気診断等）
- 不良な場合 → 抜歯 → 保隙装置装着（乳歯）暫間的欠損補綴（永久歯）

- 歯髄生活 → 経過観察
　- 良好な場合
　- 不良な場合 → 感染根管治療 →（暫間）歯冠修復
- 歯髄死滅（歯髄壊死）→ 死滅歯髄除去、根管充填
　- 歯冠変色なし
　- 歯冠変色あり →（暫間）歯冠修復

Check! なぜ変色するの？

歯冠変色

A│A 抜歯
保隙装置装着

経過観察、歯根吸収判定（エックス線写真診査）
- 良好な場合で歯冠修復なし
- 良好な場合で歯冠修復あり
- 不良な場合

- 乳歯の場合 → 保隙装置装着
　・永久歯列完成期まで、保隙装置の再製および調整
- 永久歯の場合

永久歯列完成後（思春期以降）歯冠修復
　・金属焼付ポーセレンクラウン
　・ジャケットクラウン

永久歯列完成後（思春期以降）欠損補綴
　・ブリッジ
　・局部義歯
　・インプラントを応用した欠損補綴
　・義歯

経過観察、メインテナンス

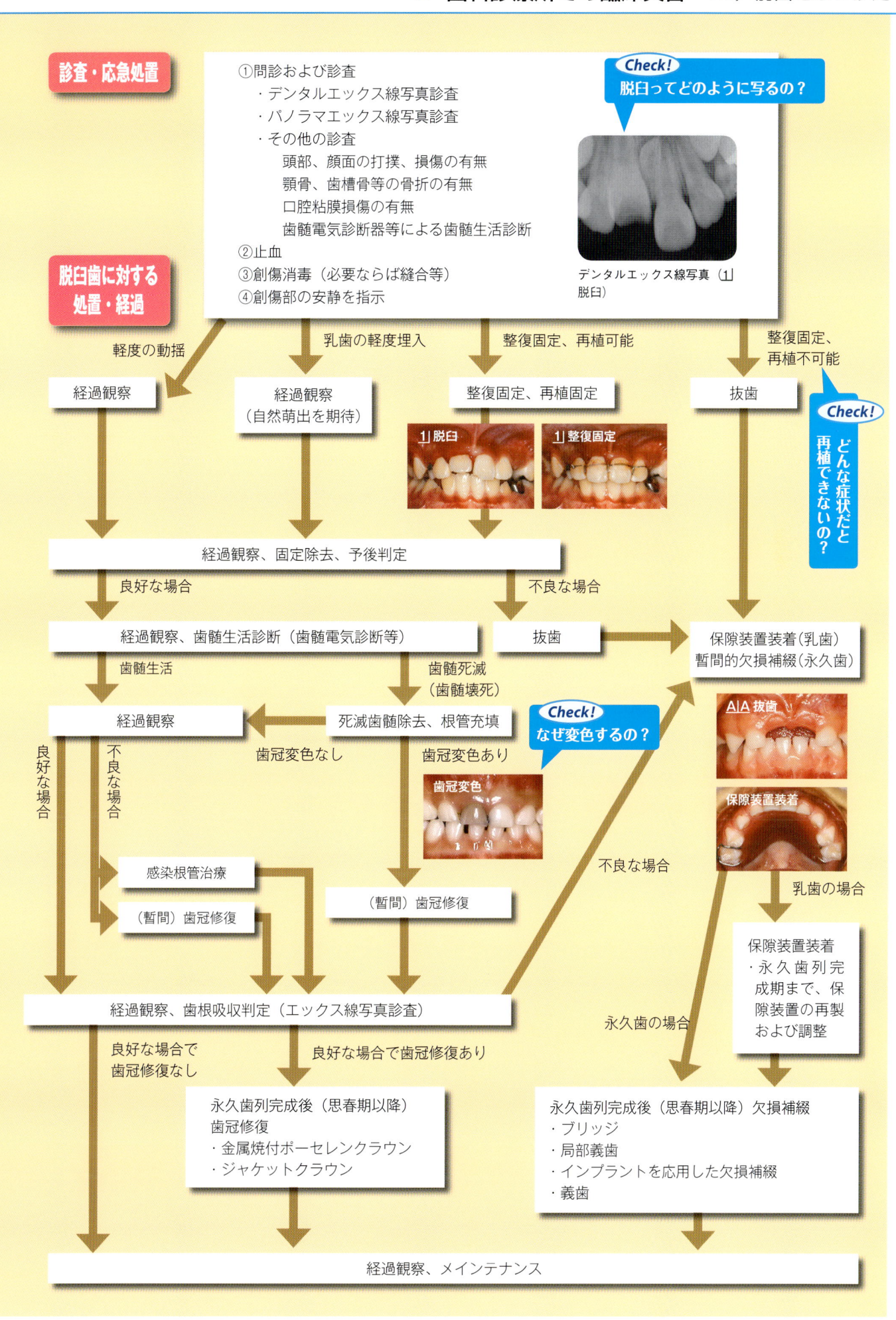

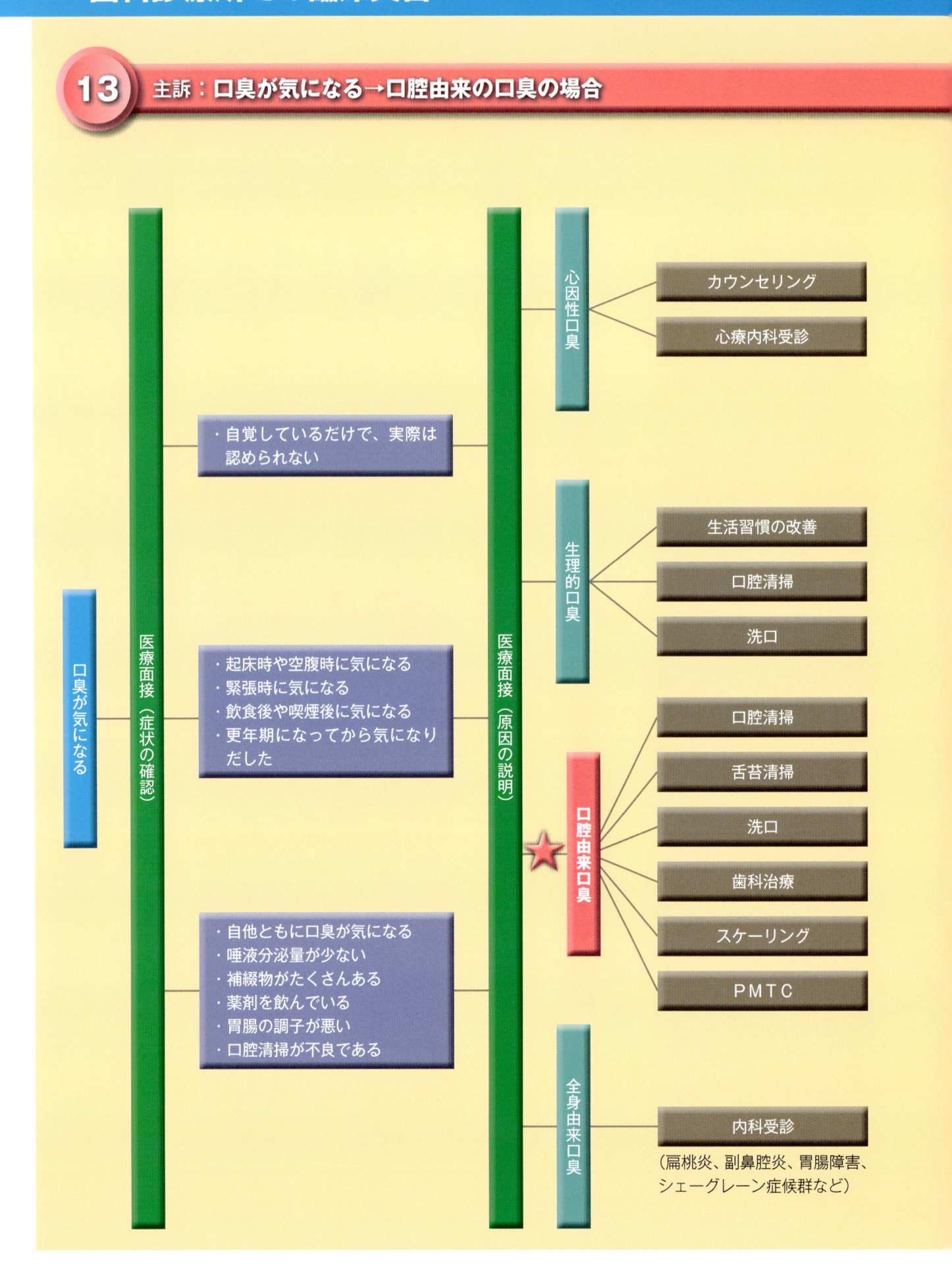

CHAPTER Ⅱ　臨床でみてこよう、学んでこよう　治療の流れと目的

1. 歯科診療所での臨床実習

13　主訴：口臭が気になる→口腔由来の口臭の場合

口臭が気になる

医療面接（症状の確認）

- ・自覚しているだけで、実際は認められない
  → 医療面接（原因の説明）→ 心因性口臭
    - カウンセリング
    - 心療内科受診

- ・起床時や空腹時に気になる
- ・緊張時に気になる
- ・飲食後や喫煙後に気になる
- ・更年期になってから気になりだした
  → 生理的口臭
    - 生活習慣の改善
    - 口腔清掃
    - 洗口

- ・自他ともに口臭が気になる
- ・唾液分泌量が少ない
- ・補綴物がたくさんある
- ・薬剤を飲んでいる
- ・胃腸の調子が悪い
- ・口腔清掃が不良である
  → ★ 口腔由来口臭
    - 口腔清掃
    - 舌苔清掃
    - 洗口
    - 歯科治療
    - スケーリング
    - PMTC

  → 全身由来口臭
    - 内科受診
    （扁桃炎、副鼻腔炎、胃腸障害、シェーグレーン症候群など）

86

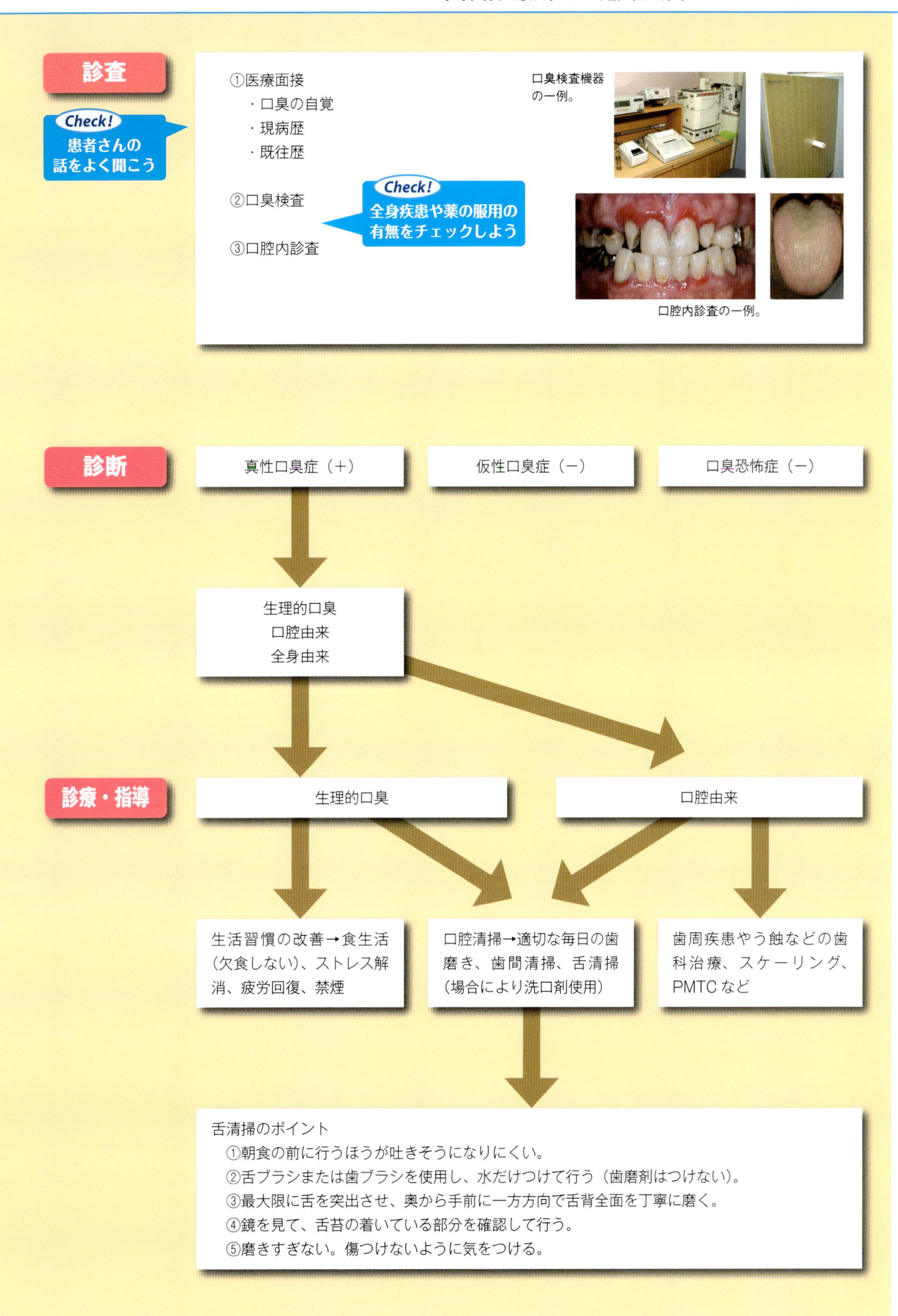

1. 歯科診療所での臨床実習　13) 口臭が気になる

診査

Check! 患者さんの話をよく聞こう

①医療面接
・口臭の自覚
・現病歴
・既往歴

②口臭検査

Check! 全身疾患や薬の服用の有無をチェックしよう

③口腔内診査

口臭検査機器の一例。

口腔内診査の一例。

診断

真性口臭症（＋）　　仮性口臭症（－）　　口臭恐怖症（－）

↓

生理的口臭
口腔由来
全身由来

診療・指導

生理的口臭　　　　　　口腔由来

- 生活習慣の改善→食生活（欠食しない）、ストレス解消、疲労回復、禁煙
- 口腔清掃→適切な毎日の歯磨き、歯間清掃、舌清掃（場合により洗口剤使用）
- 歯周疾患やう蝕などの歯科治療、スケーリング、PMTCなど

舌清掃のポイント
①朝食の前に行うほうが吐きそうになりにくい。
②舌ブラシまたは歯ブラシを使用し、水だけつけて行う（歯磨剤はつけない）。
③最大限に舌を突出させ、奥から手前に一方方向で舌背全面を丁寧に磨く。
④鏡を見て、舌苔の着いている部分を確認して行う。
⑤磨きすぎない。傷つけないように気をつける。

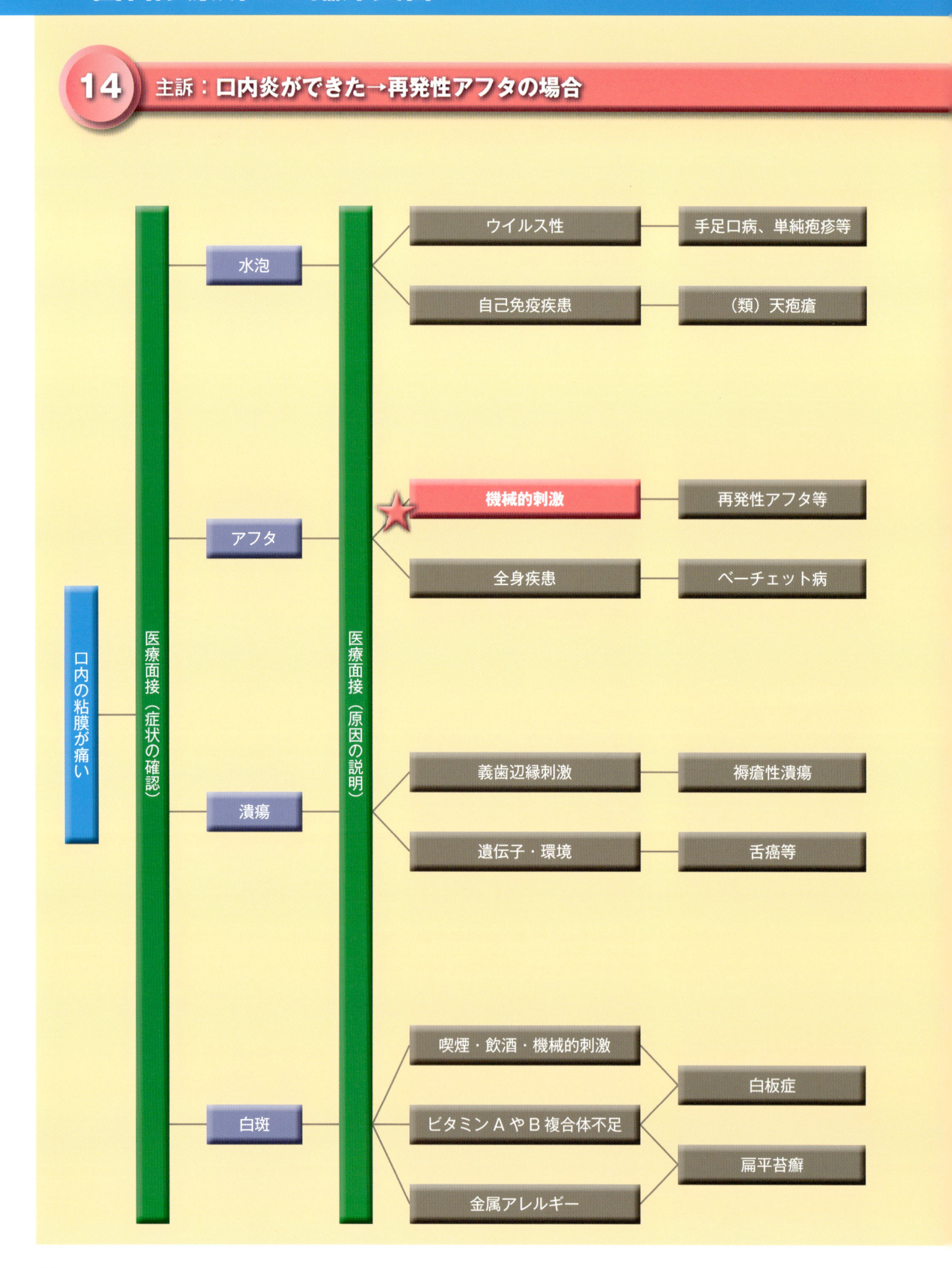

CHAPTER Ⅱ　臨床でみてこよう、学んでこよう　治療の流れと目的

1. 歯科診療所での臨床実習

14　主訴：口内炎ができた→再発性アフタの場合

口内の粘膜が痛い

医療面接（症状の確認）
- 水泡
- アフタ
- 潰瘍
- 白斑

医療面接（原因の説明）

水泡：
- ウイルス性 — 手足口病、単純疱疹等
- 自己免疫疾患 — （類）天疱瘡

アフタ：
- ★ 機械的刺激 — 再発性アフタ等
- 全身疾患 — ベーチェット病

潰瘍：
- 義歯辺縁刺激 — 褥瘡性潰瘍
- 遺伝子・環境 — 舌癌等

白斑：
- 喫煙・飲酒・機械的刺激 — 白板症
- ビタミンＡやＢ複合体不足 — 扁平苔癬
- 金属アレルギー

88

1. 歯科診療所での臨床実習　14）口内炎ができた

1回目

①問診
・いつから、どのような症状がどこにあったか？
　病変の推移は？全身的症状は？

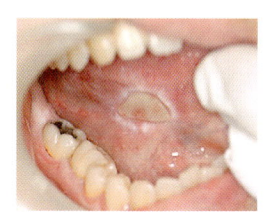

②診査
・円形あるいは楕円形の浅い有痛性潰瘍で、その潰瘍底には線維性偽膜が存在する。

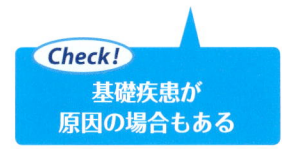

Check! 基礎疾患が原因の場合もある

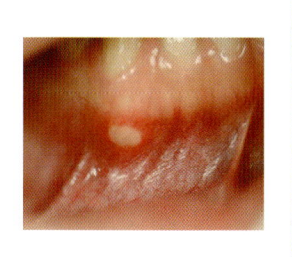

| 機械的刺激の除去 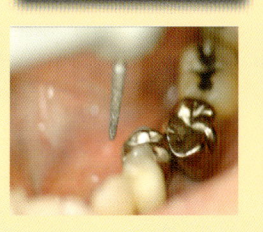 | 口腔内清掃（含嗽剤による） | 副腎皮質ホルモン軟膏の塗布 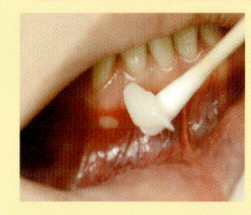 | CO_2レーザー治療 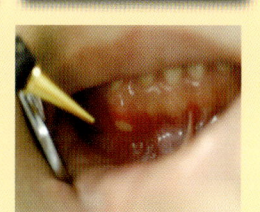 |

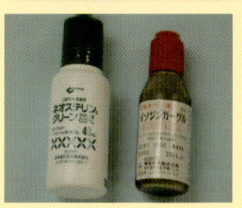

2回目

治癒

治癒しない、あるいは症状が悪化する場合は生検施行や専門医への紹介（約2週間をめどに見極める）

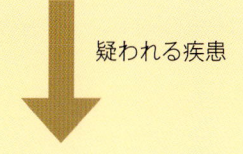

↓ 疑われる疾患

ベーチェット病
①再発性アフタは、ほぼ必発で初発症状として現れる。
②皮膚所見（結節性紅斑）、眼疾患（虹彩毛様体炎）、外陰部潰瘍などの全身疾患を有する。
③全身的な治療は内科に依頼。口腔内は副腎皮質ホルモン含有軟膏を塗布する。

CHAPTER Ⅱ　臨床でみてこよう、学んでこよう　治療の流れと目的

1. 歯科診療所での臨床実習

15　主訴：うまく食事ができない→嚥下機能低下の場合

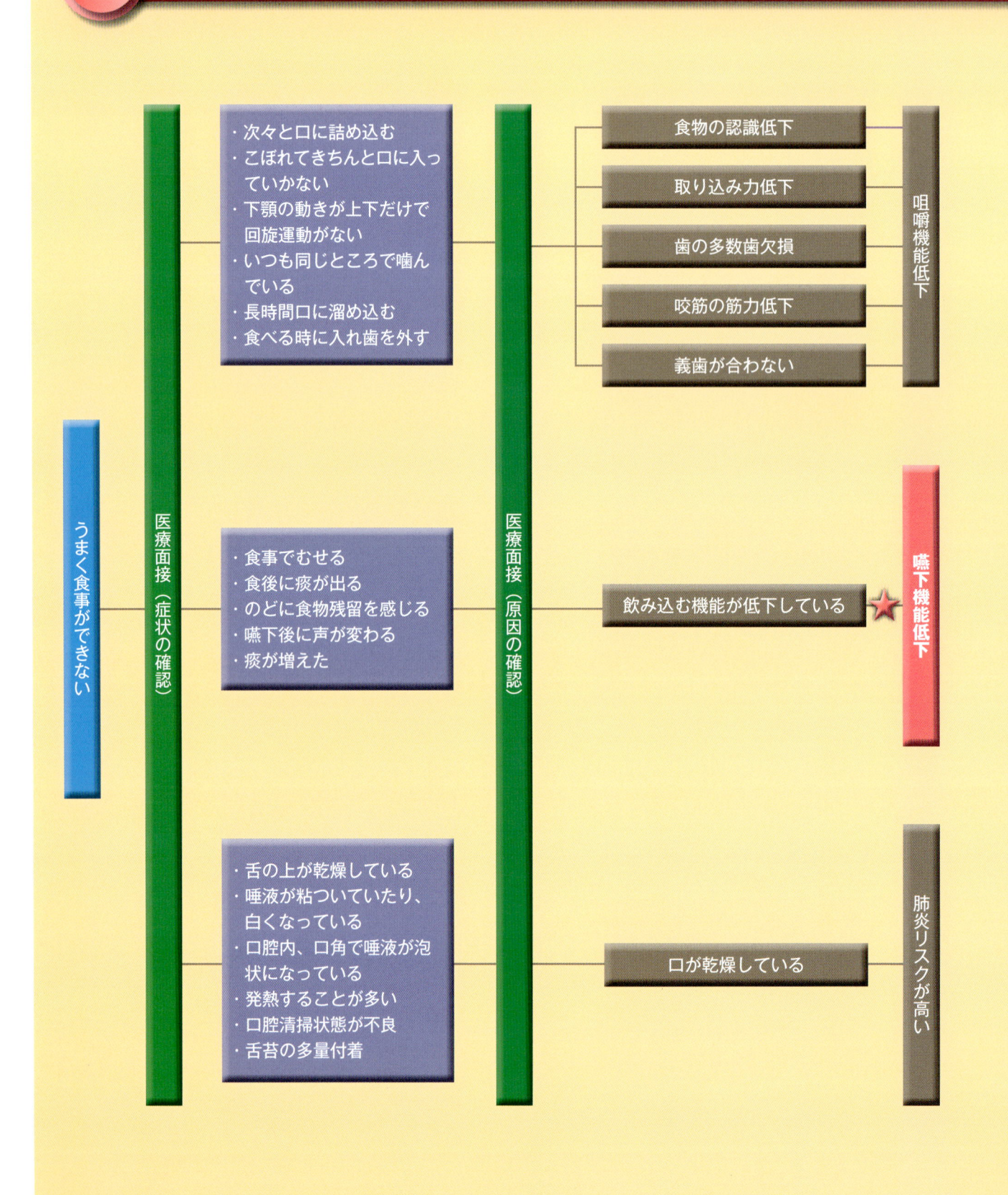

うまく食事ができない

医療面接（症状の確認）

- 次々と口に詰め込む
- こぼれてきちんと口に入っていかない
- 下顎の動きが上下だけで回旋運動がない
- いつも同じところで噛んでいる
- 長時間口に溜め込む
- 食べる時に入れ歯を外す

- 食事でむせる
- 食後に痰が出る
- のどに食物残留を感じる
- 嚥下後に声が変わる
- 痰が増えた

- 舌の上が乾燥している
- 唾液が粘ついていたり、白くなっている
- 口腔内、口角で唾液が泡状になっている
- 発熱することが多い
- 口腔清掃状態が不良
- 舌苔の多量付着

医療面接（原因の確認）

- 食物の認識低下
- 取り込み力低下
- 歯の多数歯欠損
- 咬筋の筋力低下
- 義歯が合わない

→ 咀嚼機能低下

- 飲み込む機能が低下している ★

→ 嚥下機能低下

- 口が乾燥している

→ 肺炎リスクが高い

90

1. 歯科診療所での臨床実習　15）うまく食事ができない

基本健康診査（生活機能評価）・介護予防健診における口腔関連3項目について

1. 基本チェックリストの確認

＜項目13＞　半年前に比べて固い物が食べにくくなりましたか
＜項目14＞　お茶や汁物等でむせることがありますか
＜項目15＞　口の渇きが気になりますか

↓ 上記2項目が該当する者

2. 基本健康診査（生活機能評価項目）理学的検査

（1）視診により口腔内の衛生状態に問題がある

・歯や義歯の汚れ、舌苔の有無、口臭の有無などから問題ありまたは不良の判別

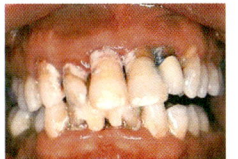

口腔内の汚れ 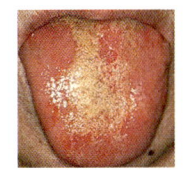　　舌苔の付着 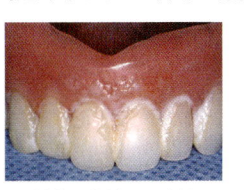　　義歯に付着した歯垢

（2）反復唾液嚥下テスト（RSST）が3回未満（2回以下）

・触診で嚥下時の喉頭挙上を確認しながら
　30秒間で可能な空嚥下の回数を診査する

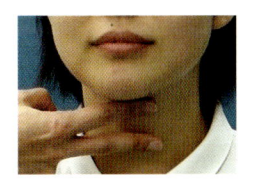

↓ 結果

口腔機能低下と判断された場合は、口腔機能向上訓練を実施する

咀嚼機能低下の機能訓練	嚥下機能低下の機能訓練	肺炎リスク改善の機能訓練

Check! それぞれの機能低下と実施する訓練の理由を考えてみよう

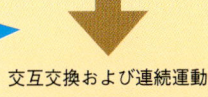

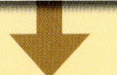

交互交換および連続運動
「パ、パ、パ・タ、タ、タ・カ、カ、カ・ラ、ラ、ラ」 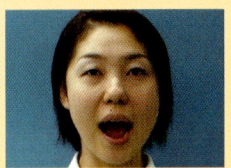
顔の運動、頬の運動
舌の運動、パタカラの運動

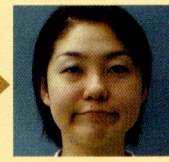

口の開閉と舌のストレッチ
「アー」　「ンー」 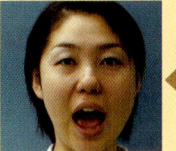
舌の運動、下顎の運動
肩の運動、首の運動
深呼吸、腹式呼吸

唾液腺マッサージ
①耳下腺の唾液分泌促進マッサージ 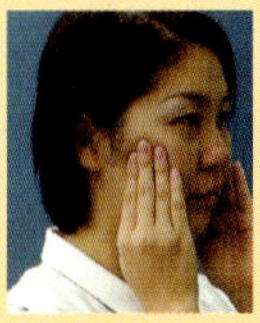
②顎下腺の唾液分泌促進マッサージ 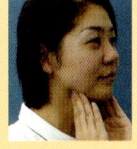
③舌下腺の唾液分泌促進マッサージ 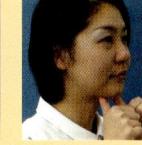
唾液腺マッサージ
口の体操、水分摂取

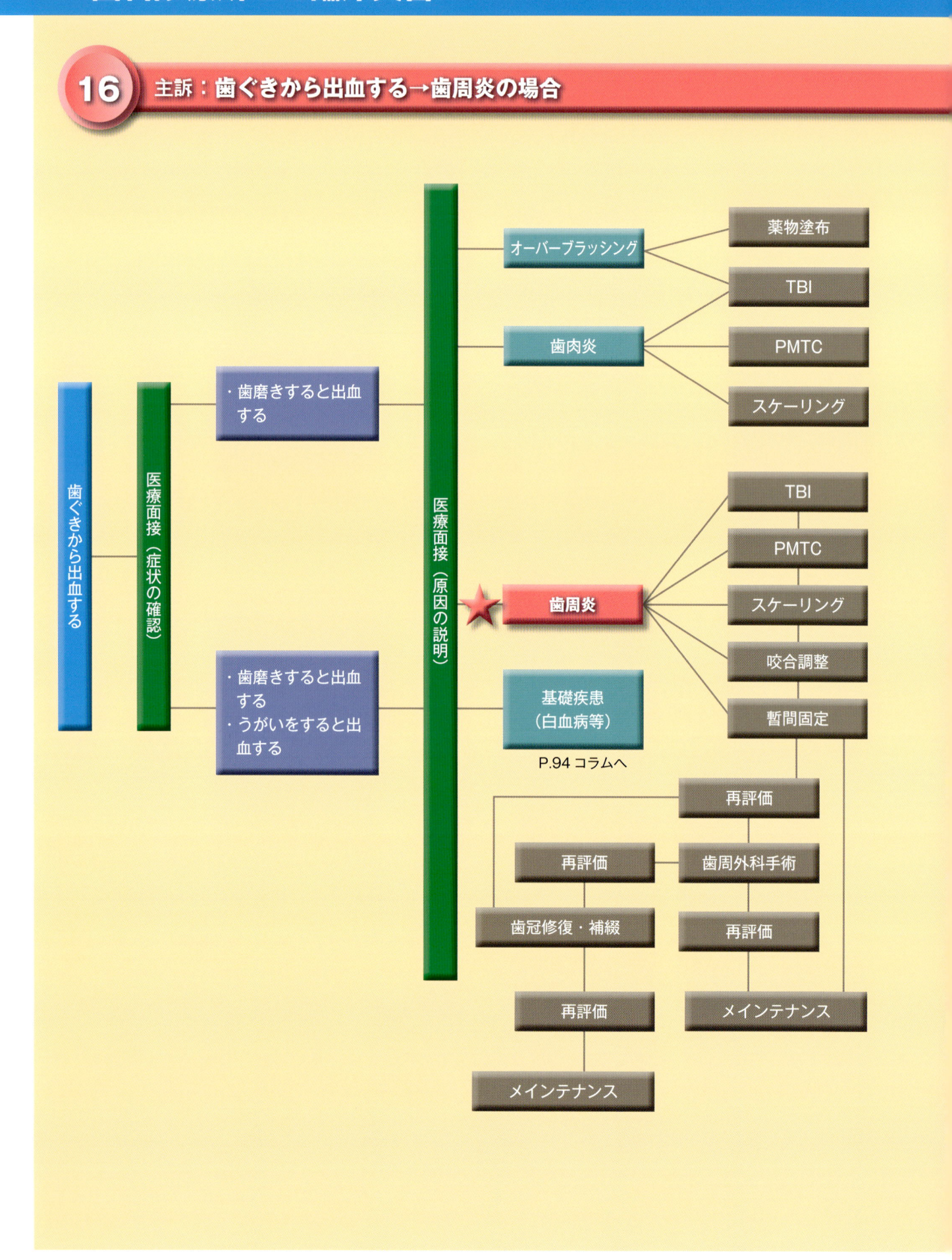

CHAPTER Ⅱ　臨床でみてこよう、学んでこよう　治療の流れと目的

1. 歯科診療所での臨床実習

16　主訴：歯ぐきから出血する→歯周炎の場合

```
歯ぐきから出血する
　│
医療面接（症状の確認）
　├─ ・歯磨きすると出血する
　│      └─ 医療面接（原因の説明）
　│            ├─ オーバーブラッシング ─┬─ 薬物塗布
　│            │                        ├─ TBI
　│            │                        ├─ PMTC
　│            │                        └─ スケーリング
　│            ├─ 歯肉炎
　│            ├─ ★歯周炎 ─┬─ TBI
　│            │             ├─ PMTC
　│            │             ├─ スケーリング
　│            │             ├─ 咬合調整
　│            │             └─ 暫間固定
　│            │                   │
　│            │                   └─ 再評価
　│            │                         ├─ 再評価 ─ 歯冠修復・補綴 ─ 再評価 ─ メインテナンス
　│            │                         └─ 歯周外科手術 ─ 再評価 ─ メインテナンス
　│            └─ 基礎疾患（白血病等）
　│                  P.94 コラムへ
　└─ ・歯磨きすると出血する
       ・うがいをすると出血する
```

92

1. 歯科診療所での臨床実習　16）歯ぐきから出血する

1回目

①問診および診査
・デンタルエックス線診査（10枚法）
・パノラマエックス線写真撮影
・スタディモデル製作
・歯周組織検査
（6点法によるポケット測定、歯間離開度検査、歯の動揺度検査、BOPなど）
・プラーク付着状態（O' Leary）の評価
・細菌検査
・口腔内写真撮影
②歯科衛生計画の立案

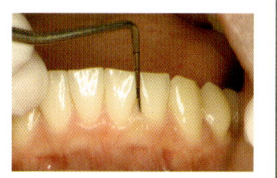

ポケット測定

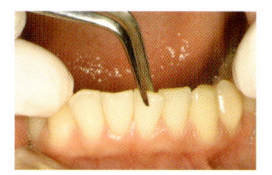

歯の動揺度検査

Check! 出血の原因は何か確認しよう！

2回目

①口腔衛生指導
・歯ブラシ、フロス、歯間ブラシ等の使用方法についての指導
②スケーリング
・超音波スケーラー、エアースケーラーによる歯石除去
・ハンドスケーラーでの歯石除去
③ルートプレーニング
・キュレットタイプスケーラーによるルートプレーニング
④歯面研磨
・ポリッシングブラシ、ラバーカップによる研磨
⑤洗浄および消毒

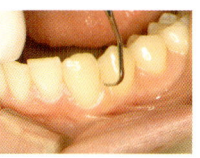

ハンドスケーラーでの歯石除去
超音波スケーラーでの歯石除去 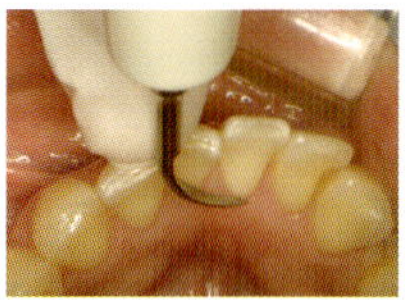
ポリッシングブラシによる歯面研磨 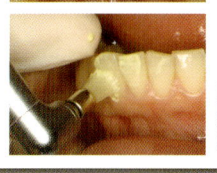

写真提供（東京都小平市・河野歯科医院）

1ヵ月後

再評価

結果が良好でない場合 →

歯周外科手術
・歯周ポケット掻爬
・新付着手術
・歯肉切除術
・歯肉剥離掻爬

咬合調整

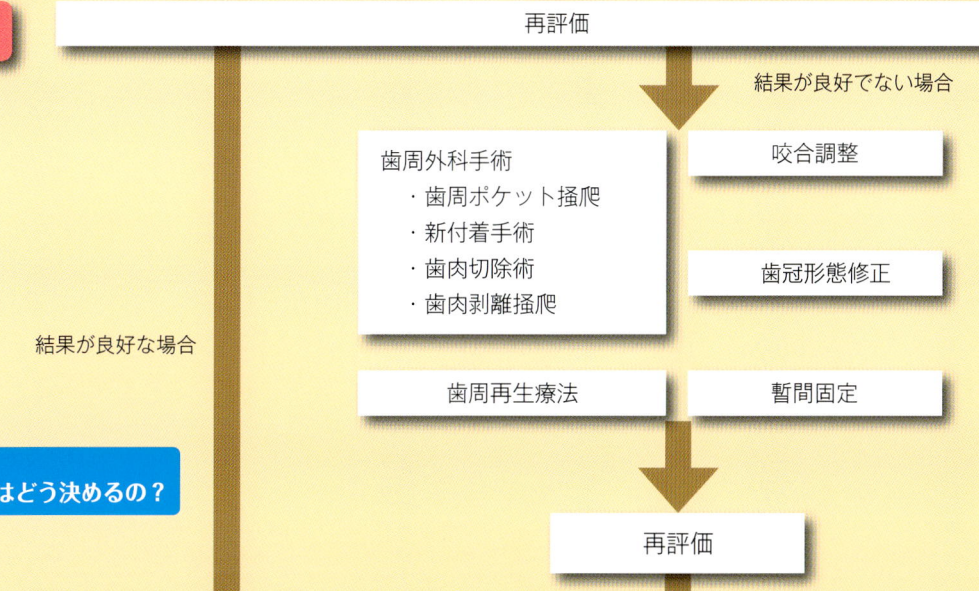

歯冠形態修正

歯周再生療法

暫間固定

再評価

結果が良好な場合

Check! リコールの間隔はどう決めるの？

経過観察、メインテナンス

Ⅱ-1 歯科診療所での臨床実習

93

—COLUMN—

3. 歯肉出血を伴う病気

＜歯周疾患による出血＞

　歯肉出血を起こすもっとも一般的な疾患は、歯肉炎や辺縁性歯周炎などの歯周疾患です。歯周疾患では炎症のある歯周ポケット内上皮から出血するため、歯肉辺縁にそって出血が見られます。歯周疾患の局所原因は微生物、すなわちプラークですが、全身状態によって歯肉の反応が違ってきます。思春期や妊娠期にはホルモンの変調で、歯肉の腫脹や出血が通常より強く現れます。

＜その他の局所的な疾患＞

　歯周疾患以外に、皮膚粘膜疾患や外傷、腫瘍に伴う出血などがあります。これらが原因の場合は出血部位が歯肉辺縁に限りません。皮膚粘膜疾患には、扁平苔癬、類天疱瘡、尋常性天疱瘡などがあり、歯肉表面や粘膜の上皮が剥がれ、出血します。これらの皮膚粘膜疾患がよく見られるのは中年以降の女性です。歯肉以外の粘膜にも異常がないか、気をつけて見るようにしましょう。

＜全身的な疾患＞

　血友病や白血病、特発性血小板減少性紫斑病、再生不良性貧血、肝臓疾患患者などでは、止血の働きが弱まるため、出血を起こしやすくなります。特に急性骨髄性白血病では最初の症状として、歯肉出血や歯肉腫脹が現れることが多く、歯科の受診が早期発見のきっかけになることもあります。

　歯肉出血＝歯周疾患ではないことも覚えておきましょう。

臨床では

> 1．患者の年齢や問診表に書かれた全身状態の記録を注意して見ましょう。
> 2．皮膚や表情の様子も観察しましょう。
> 3．会話の中からも、全身の不調はないかキャッチしましょう。

　これらのことを現場の歯科衛生士の方がどのようにしているか、学んできてください。

―COLUMN―

4. 白板症とは

　白板症は摩擦によっても除去できない白斑で、他の診断可能な疾患に分類できないものをいいます。発症年齢は40歳以降で男性に多く見られます。頬粘膜、口唇、舌、歯肉、口蓋に好発します。タバコや刺激性食物の嗜好、不良補綴物などによる局所慢性刺激、ビタミンAの欠乏などが誘因です。

　白板症から癌化が起こる率は5％前後あります。治療は、刺激となるものの除去や薬物療法としてビタミンAの投与、外科的切除やレーザーによる蒸散が行われます。ケア法は口腔を清潔に保つこと、特に歯肉等に発症にした場合、歯ブラシ等を病変にあてないよう歯面に付着したプラークを除去します。

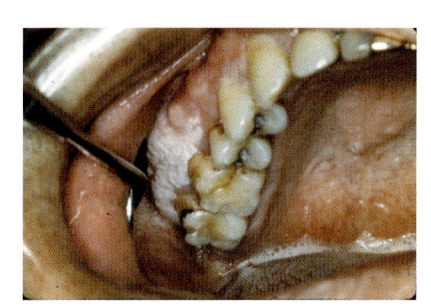

図1　上顎右側歯肉に白斑が認められる

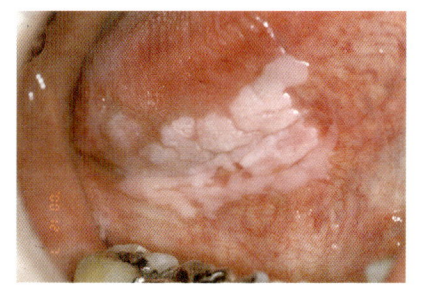

図2　右側舌下面に白斑が認められる

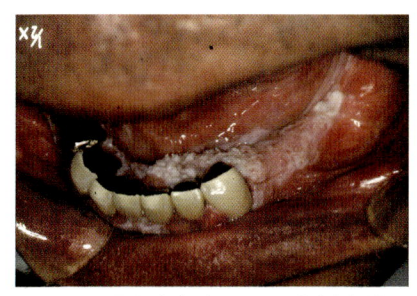

図3　下顎前歯部歯肉から左側歯槽堤部に白斑が認められる

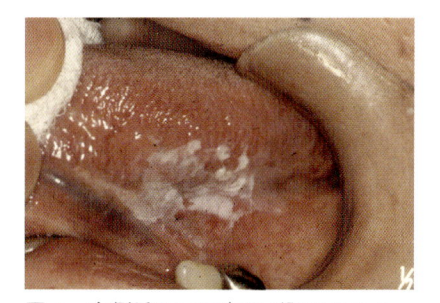

図4　左側舌下面に白斑が認められる

※写真は広島大学杉山勝先生のご厚意による

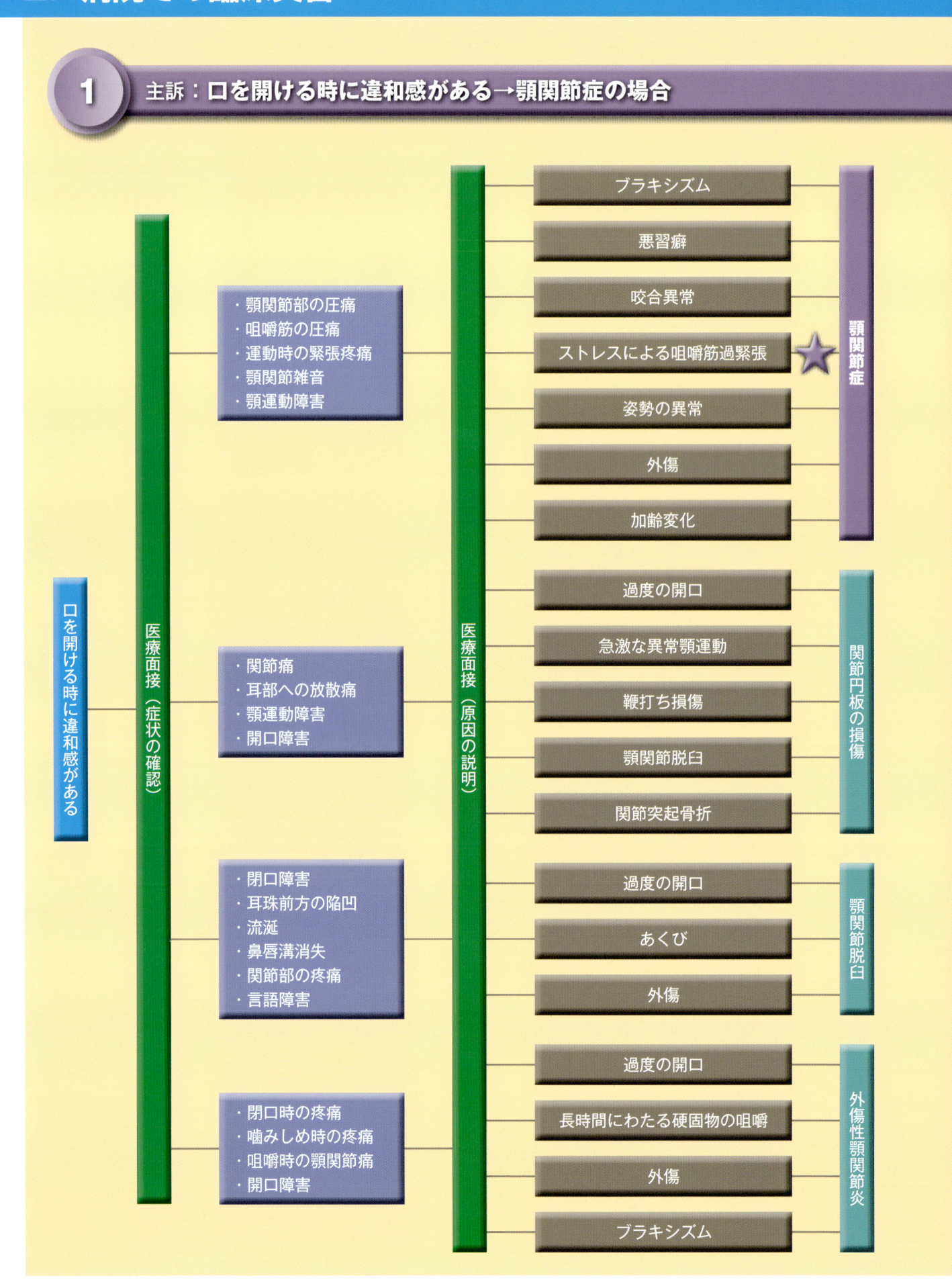

CHAPTER Ⅱ　臨床でみてこよう、学んでこよう　治療の流れと目的

2. 病院での臨床実習

1　主訴：口を開ける時に違和感がある→顎関節症の場合

口を開ける時に違和感がある

医療面接（症状の確認）

- ・顎関節部の圧痛
- ・咀嚼筋の圧痛
- ・運動時の緊張疼痛
- ・顎関節雑音
- ・顎運動障害

- ・関節痛
- ・耳部への放散痛
- ・顎運動障害
- ・開口障害

- ・閉口障害
- ・耳珠前方の陥凹
- ・流涎
- ・鼻唇溝消失
- ・関節部の疼痛
- ・言語障害

- ・閉口時の疼痛
- ・噛みしめ時の疼痛
- ・咀嚼時の顎関節痛
- ・開口障害

医療面接（原因の説明）

顎関節症
- ブラキシズム
- 悪習癖
- 咬合異常
- ストレスによる咀嚼筋過緊張 ★
- 姿勢の異常
- 外傷
- 加齢変化

関節円板の損傷
- 過度の開口
- 急激な異常顎運動
- 鞭打ち損傷
- 顎関節脱臼
- 関節突起骨折

顎関節脱臼
- 過度の開口
- あくび
- 外傷

外傷性顎関節炎
- 過度の開口
- 長時間にわたる硬固物の咀嚼
- 外傷
- ブラキシズム

96

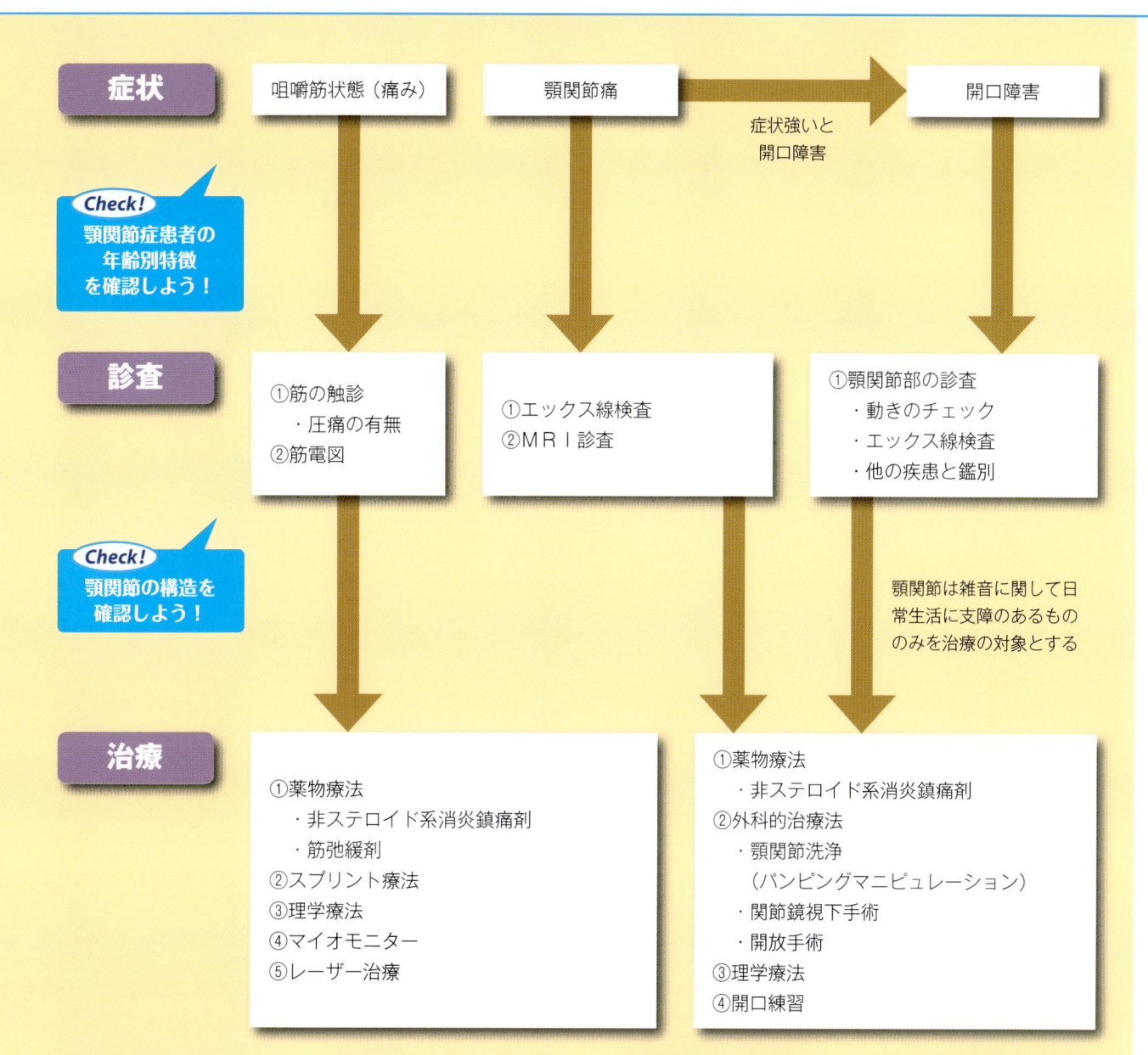

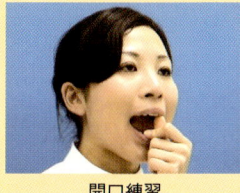

2. 病院での臨床実習　1）口を開ける時に違和感がある

症状

- 咀嚼筋状態（痛み）
- 顎関節痛 → 症状強いと開口障害 → 開口障害

Check! 顎関節症患者の年齢別特徴を確認しよう！

診査

- ①筋の触診
  ・圧痛の有無
  ②筋電図
- ①エックス線検査
  ②ＭＲＩ診査
- ①顎関節部の診査
  ・動きのチェック
  ・エックス線検査
  ・他の疾患と鑑別

Check! 顎関節の構造を確認しよう！

顎関節は雑音に関して日常生活に支障のあるもののみを治療の対象とする

治療

- ①薬物療法
  ・非ステロイド系消炎鎮痛剤
  ・筋弛緩剤
  ②スプリント療法
  ③理学療法
  ④マイオモニター
  ⑤レーザー治療
- ①薬物療法
  ・非ステロイド系消炎鎮痛剤
  ②外科的治療法
  ・顎関節洗浄
  　（パンピングマニピュレーション）
  ・関節鏡視下手術
  ・開放手術
  ③理学療法
  ④開口練習

開口練習 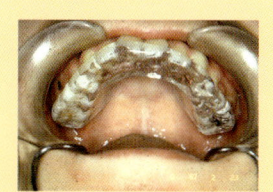　　スプリント 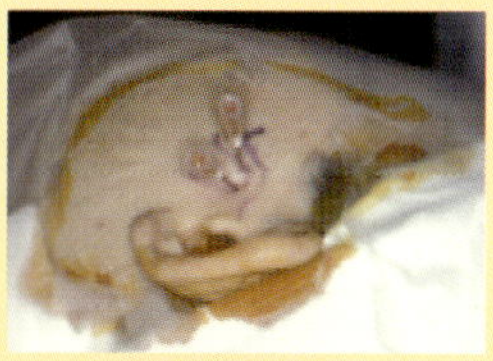　　顎関節洗浄 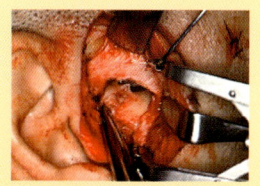　　関節円板切除術

術後の患者への注意事項・指導事項

①頬杖をついたり、うつぶせ寝をしない。
②片側咀嚼を避ける。
③くいしばりを避ける。
④硬いものを噛みつづけたり、長時間ガムを噛んだりしない。
⑤猫背になって胸骨圧迫姿勢にならないようにする。

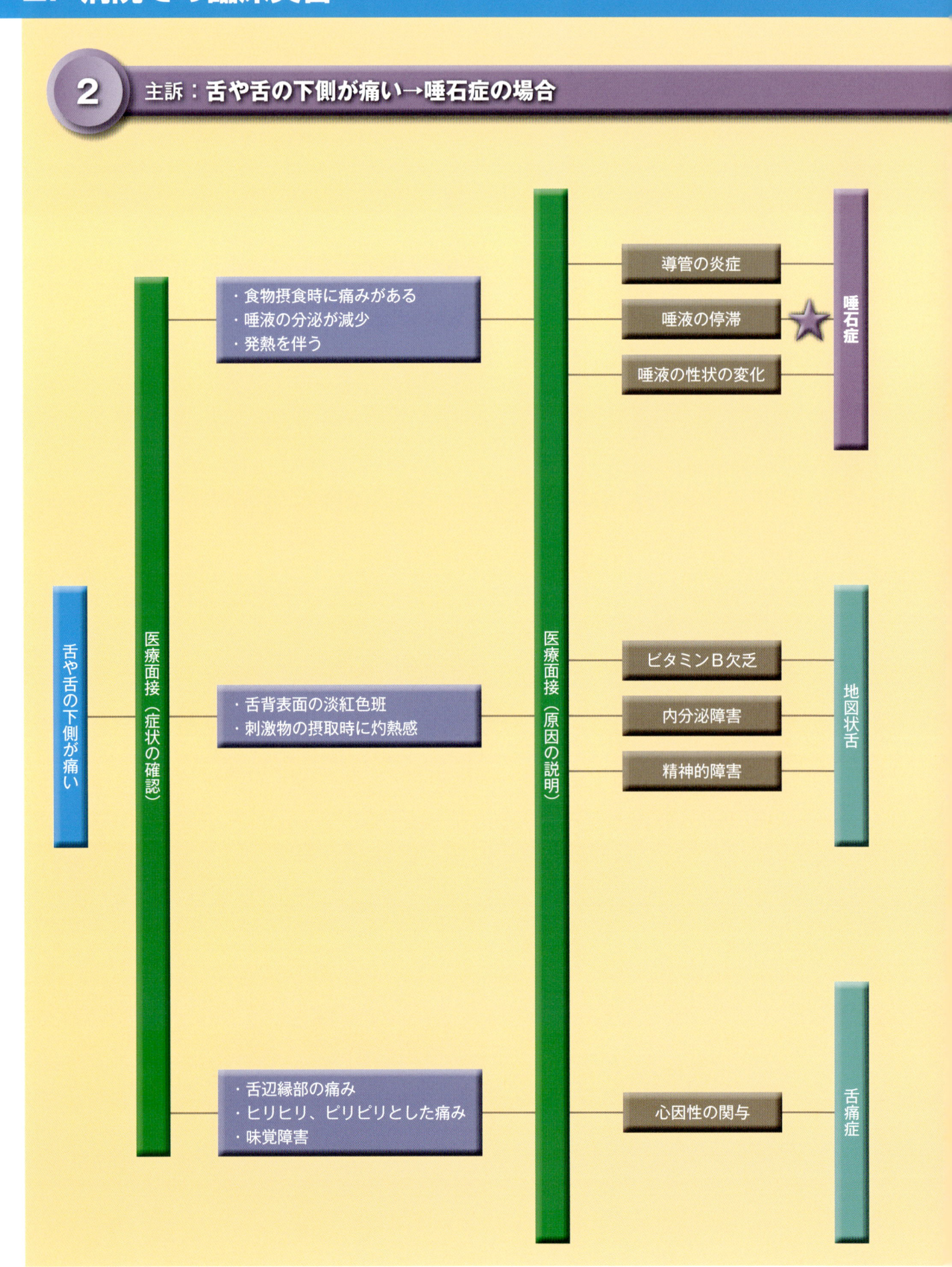

CHAPTER Ⅱ　臨床でみてこよう、学んでこよう　治療の流れと目的

2. 病院での臨床実習

2　主訴：舌や舌の下側が痛い→唾石症の場合

舌や舌の下側が痛い

医療面接（症状の確認）

- 食物摂食時に痛みがある
- 唾液の分泌が減少
- 発熱を伴う

医療面接（原因の説明）
- 導管の炎症
- 唾液の停滞 ★
- 唾液の性状の変化

→ **唾石症**

- 舌背表面の淡紅色斑
- 刺激物の摂取時に灼熱感

- ビタミンB欠乏
- 内分泌障害
- 精神的障害

→ **地図状舌**

- 舌辺縁部の痛み
- ヒリヒリ、ピリピリとした痛み
- 味覚障害

- 心因性の関与

→ **舌痛症**

98

2. 病院での臨床実習　2）舌や舌の下側が痛い

診査

①初診
・食事に外見でわかるような顎下部の腫脹（顎下腺の腫脹）
②問診
・強い痛み（唾仙痛）があるか
③エックス線による検査（口底粘膜下に硬固物として指で触れることがあるが、エックス線写真に石が写ることが確実な証明となる）
・パノラマエックス線写真
・咬合法エックス線写真
・唾液腺造影撮影

> Check!
> エックス線像を読めるようになろう！

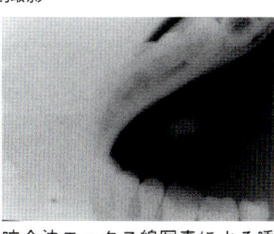

咬合法エックス線写真による唾石の証明

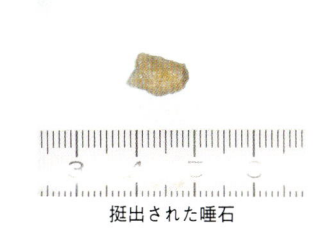

挺出された唾石

治療

排泄管開口部の明視できる唾石 → 口唇粘膜下で触診できる唾石 → 顎下腺体内の深い位置にある唾石

↓

炎症（導管や口底に炎症がある場合）に対し消炎処置

↓

ワルトン管切開 ／ 顎下腺や導管を一緒に摘出

↓

摘出術

↓

口底粘膜　硬固物直上での切除

↓

唾石摘出

↓

ドレナージ

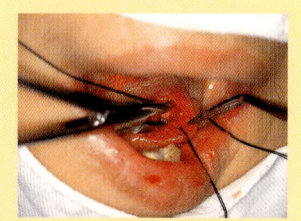

唾石摘出

術後の患者への注意事項・指導事項

①手術部（口底部）の腫脹による摂取難が生じるので食べやすい食事形態にする。
②口腔清掃に心掛けて術後感染に注意する。

CHAPTER Ⅱ　臨床でみてこよう、学んでこよう　治療の流れと目的

2. 病院での臨床実習

3　主訴：親知らずが気になる→埋伏智歯の場合

親知らずが気になる ─ **医療面接（症状の確認）**

- 隣接歯の歯間離開
- 第二大臼歯の歯根吸収
- 歯根膜炎
- 歯列不正
- 炎症・腫脹
- 違和感

↓ **医療面接（原因の説明）**

- 顎骨発育不良
- 萌出部位の不足
- 歯胚の位置・方向異常 ★
- 歯胚の歯冠や歯根の形態異常
- 萌出方向の顎骨内病変

→ **埋伏智歯**

- 局所の自発痛
- 患側顔面半側の放散痛
- 頭痛
- 患側の嚥下痛
- 原因歯周囲歯肉の発赤
- 開口障害

↓ **医療面接（原因の説明）**

- 不完全に埋伏した下顎智歯
- 埋伏歯周囲の深い歯周ポケット内で口腔常在菌が繁殖
- 清掃不十分

→ **智歯周囲炎**

- 歯肉の発赤
- ブヨブヨしている
- 腫れた中央に瘻孔がある

↓

- 歯肉辺縁、ポケットからの細菌感染
- 歯肉表面の傷口からの細菌感染

→ **歯肉膿瘍**

100

2. 病院での臨床実習　3) 親知らずが気になる

診査

①埋伏智歯の深さ
②埋伏智歯の傾斜度（第二大臼歯遠心への食い込み具合）
③歯根の長さや湾曲度・歯根肥大の有無
④下顎枝前縁の位置
⑤歯根と下顎管の位置関係

などを検査する。

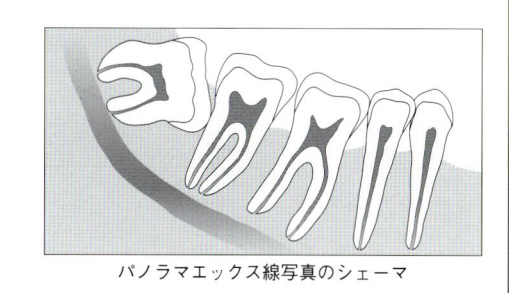

Check! 埋伏の位置によっては入院が必要になることも

パノラマエックス線写真のシェーマ

治療

Check! 埋伏歯による障害にはどのようなものがあるか確認しよう！

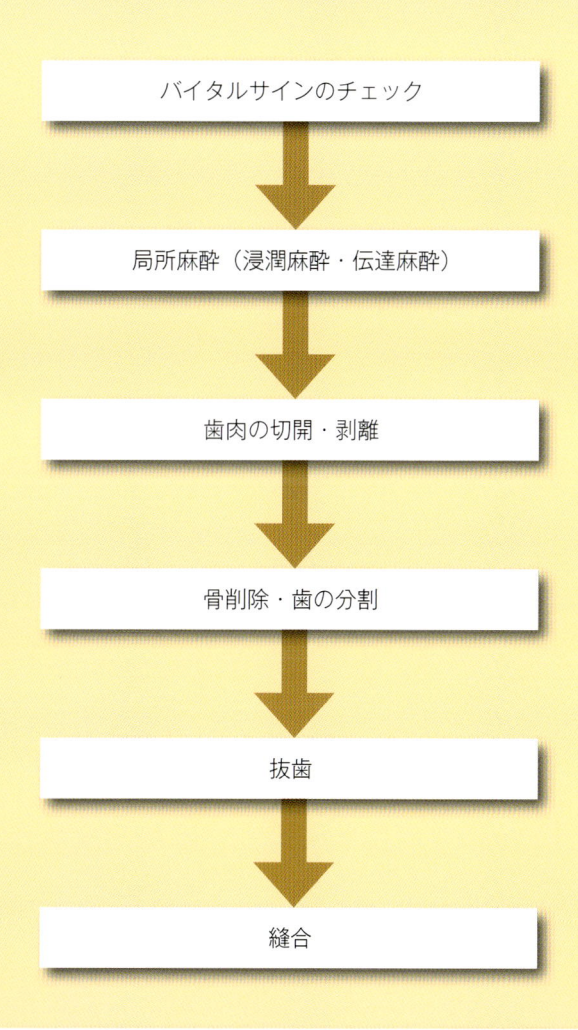

バイタルサインのチェック
↓
局所麻酔（浸潤麻酔・伝達麻酔）
↓
歯肉の切開・剥離
↓
骨削除・歯の分割
↓
抜歯
↓
縫合

術後の患者への注意事項・指導事項

①止血が確認できるまでガーゼを強く噛んでもらう。
②止血後も強いうがいは避ける。
③抜歯当日は入浴、喫煙、飲酒は避けてもらう。
④食事は硬いもの、刺激物は避けてもらい、麻酔が醒めてからにしてもらう。
⑤抗菌薬の内服は指示どおりに忘れずに服用してもらう。
⑥術中骨削除を必要とすることが多いので、術後の腫脹や開口障害が出やすい。

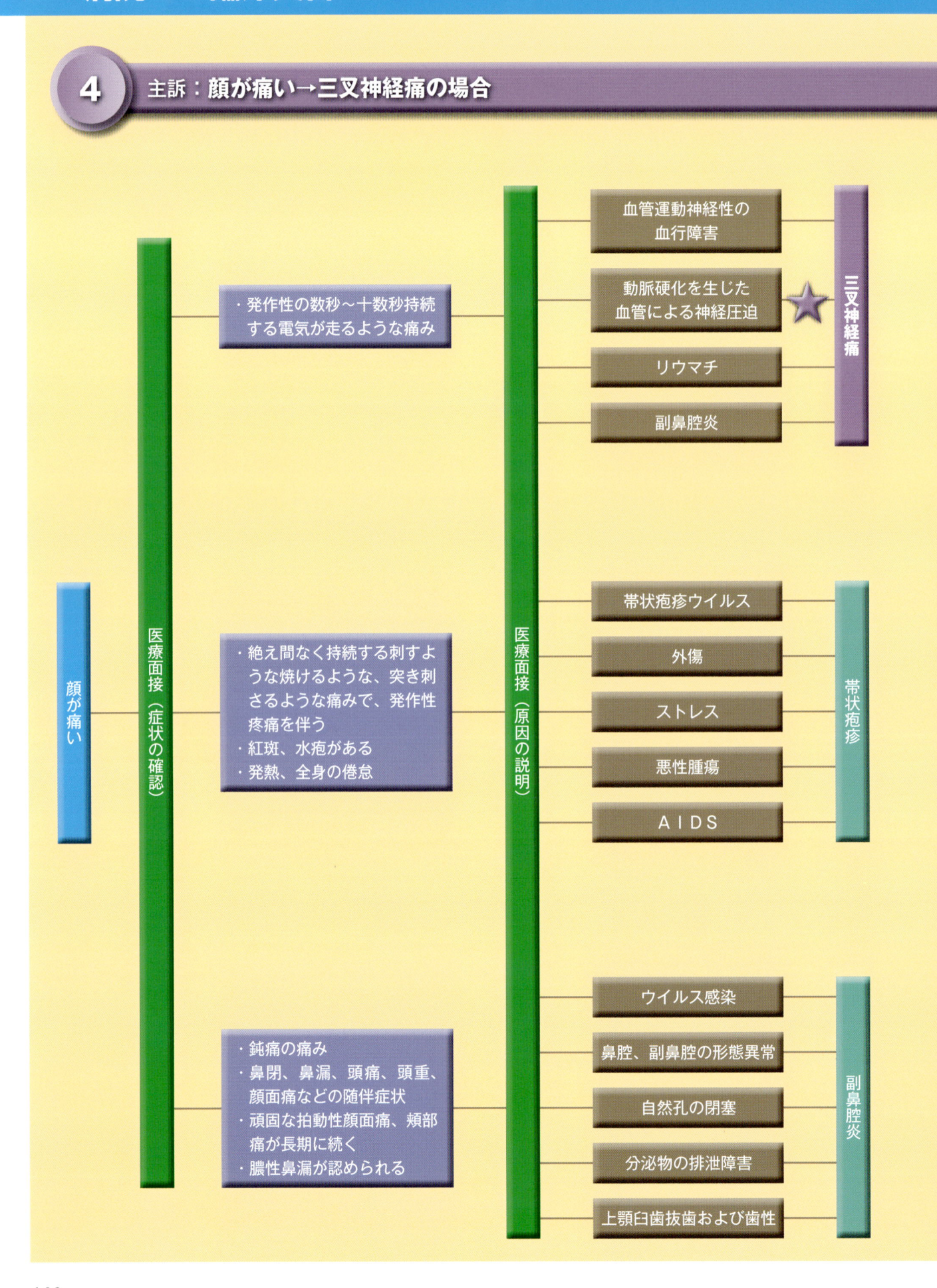

CHAPTER Ⅱ 臨床でみてこよう、学んでこよう 治療の流れと目的

2. 病院での臨床実習

4 主訴：顔が痛い→三叉神経痛の場合

顔が痛い

医療面接（症状の確認）

- 発作性の数秒～十数秒持続する電気が走るような痛み

医療面接（原因の説明）

- 血管運動神経性の血行障害
- 動脈硬化を生じた血管による神経圧迫 ★
- リウマチ
- 副鼻腔炎

→ **三叉神経痛**

- 絶え間なく持続する刺すような焼けるような、突き刺さるような痛みで、発作性疼痛を伴う
- 紅斑、水疱がある
- 発熱、全身の倦怠

- 帯状疱疹ウイルス
- 外傷
- ストレス
- 悪性腫瘍
- AIDS

→ **帯状疱疹**

- 鈍痛の痛み
- 鼻閉、鼻漏、頭痛、頭重、顔面痛などの随伴症状
- 頑固な拍動性顔面痛、頬部痛が長期に続く
- 膿性鼻漏が認められる

- ウイルス感染
- 鼻腔、副鼻腔の形態異常
- 自然孔の閉塞
- 分泌物の排泄障害
- 上顎臼歯抜歯および歯性

→ **副鼻腔炎**

2. 病院での臨床実習　4）顔が痛い

診査

①第2枝・3枝に多く発症するので、第2枝・3枝のどちらに発症しているか、または両方かを診査する。
②突発性か症候性かの判断。症候性であれば原因となった疾患がないかを診査する。
③鼻、口唇、歯肉に触れるだけで疼痛を誘発するパトリックの発痛帯がないかを診査する。
④神経が出る骨孔の部位を押さえると痛みが生じるバレーの圧痛点がないかを診査する。

Check! 問診や診断のポイントを確認しよう！

治療

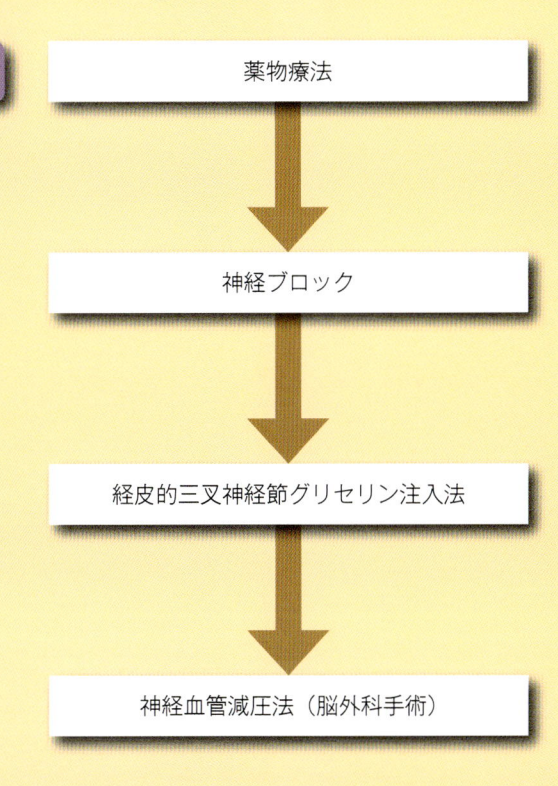

薬物療法 → ・抗痙攣剤であるカルバマゼピン（テグレトール）が有効

↓

神経ブロック → ・局所麻酔剤や無水エタノールを用いて神経幹・神経節のブロックを行う

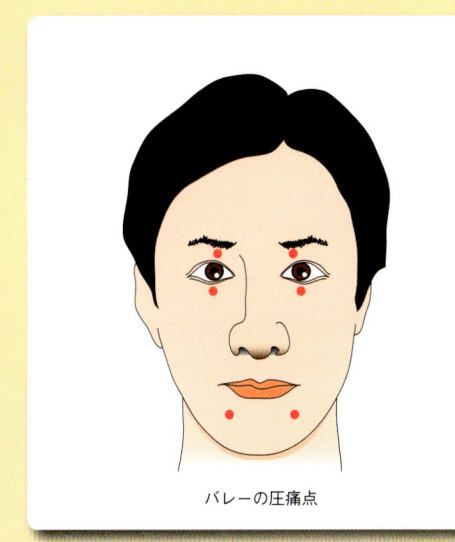

↓

経皮的三叉神経節グリセリン注入法

↓

神経血管減圧法（脳外科手術）

バレーの圧痛点

術後の患者への注意事項・指導事項

①三叉神経痛を疑う症例にはまず薬物療法を選択し、テグレトールが投与されることが多い。テグレトールの無効症例は三叉神経痛でないと考えてよい。
②テグレトールの長期間服用は肝機能障害に注意し、増量により傾眠傾向が出るので注意が必要である。
③薬物療法でコントロールできない時は神経血管減圧法を選択するのが理想的であるが、患者が脳外科的手術を希望しない時は、神経ブロックなどの治療を考える。

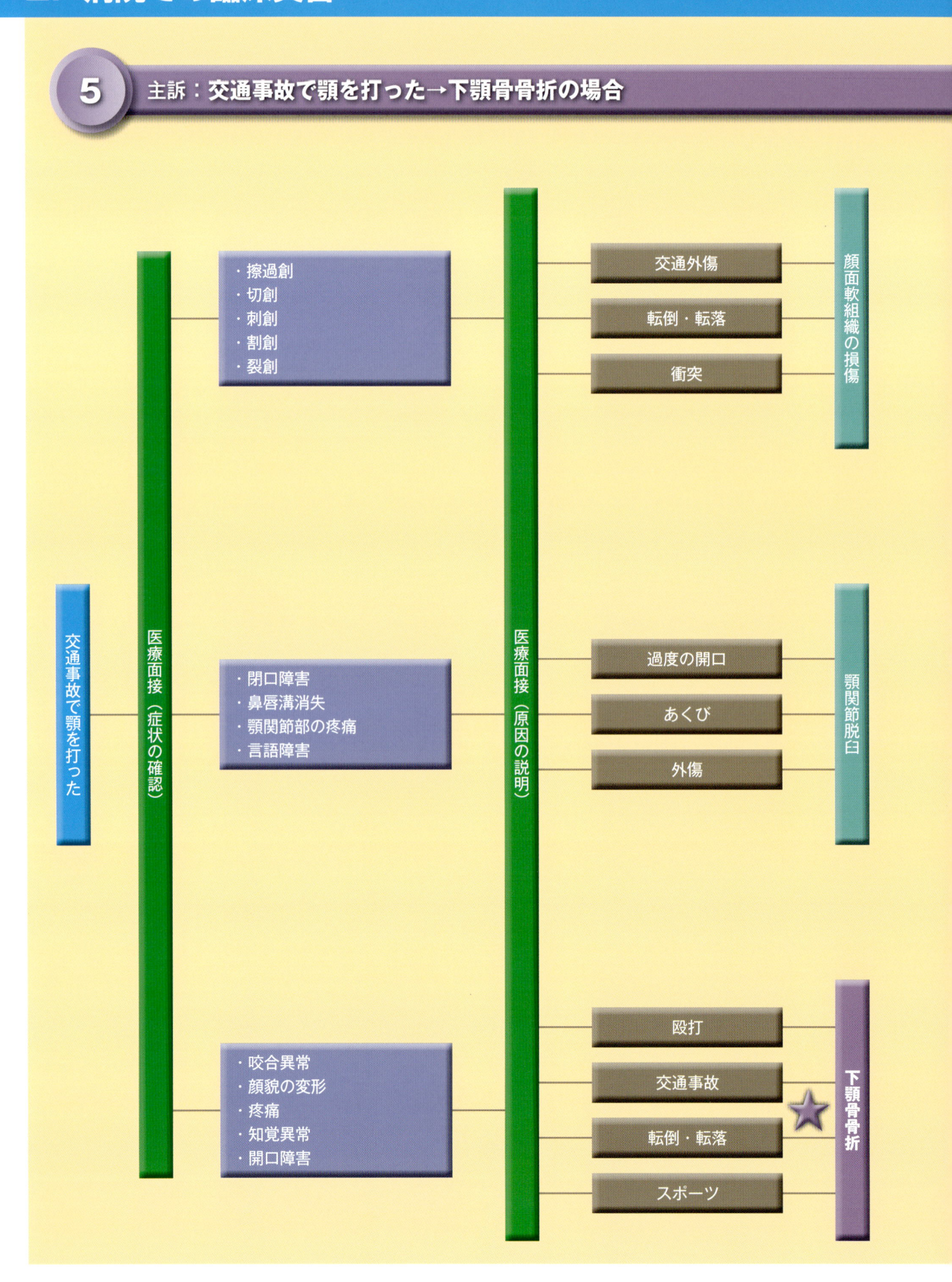

CHAPTER Ⅱ　臨床でみてこよう、学んでこよう　治療の流れと目的

2. 病院での臨床実習

5　主訴：交通事故で顎を打った→下顎骨骨折の場合

交通事故で顎を打った → **医療面接（症状の確認）**

- ・擦過創
- ・切創
- ・刺創
- ・割創
- ・裂創

- ・閉口障害
- ・鼻唇溝消失
- ・顎関節部の疼痛
- ・言語障害

- ・咬合異常
- ・顔貌の変形
- ・疼痛
- ・知覚異常
- ・開口障害

医療面接（原因の説明）

- 交通外傷
- 転倒・転落
- 衝突
→ **顔面軟組織の損傷**

- 過度の開口
- あくび
- 外傷
→ **顎関節脱臼**

- 殴打
- 交通事故
- 転倒・転落
- スポーツ
→ **下顎骨骨折** ★

104

2. 病院での臨床実習　5）交通事故で顎を打った

診査

Check! 下顎骨骨折の好発部位を確認しよう！

①全身状態の診査
②呼吸障害の有無
③頭蓋内損傷や他臓器の損傷の診査
④エックス線写真による下顎骨骨折の部位確認（複雑な骨折は三次元的立体像の把握）
⑤骨片転位の状況

↓

軟組織損傷を伴う場合が多いので、その場合は歯肉粘膜などの縫合や止血処置を優先する

↓

治療

元の咬合に戻すことが基本である＝機能の重視

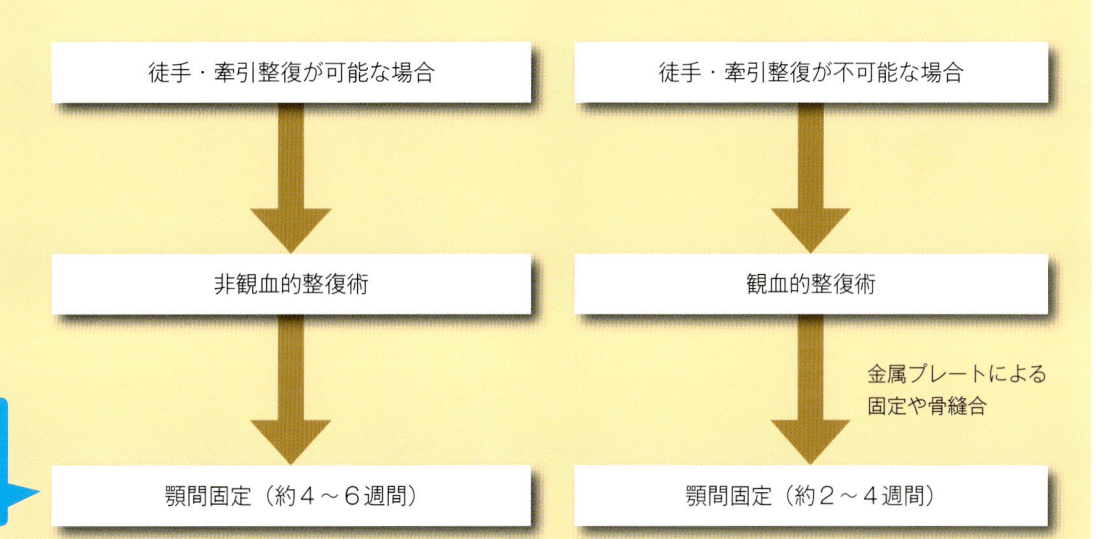

徒手・牽引整復が可能な場合	徒手・牽引整復が不可能な場合
↓	↓
非観血的整復術	観血的整復術
↓	↓ 金属プレートによる固定や骨縫合
顎間固定（約4〜6週間）	顎間固定（約2〜4週間）

Check! 固定期間中の口腔内清掃法を確認しよう

術後の患者への指導事項・注意事項

①十分な栄養管理（顎間固定中は流動食）。
②安静に心掛け、術後感染に注意する。
③通常顎間固定中は入院加療とし、栄養管理・口腔清掃・固定のゆるみのないように注意し、顎間固定除去後は開口訓練を行って普通食へ移行する。

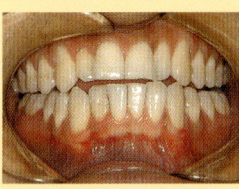

8|部骨折、咬合不全 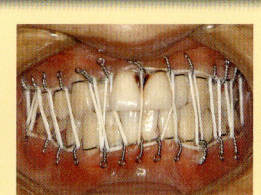　　ゴム牽引整復 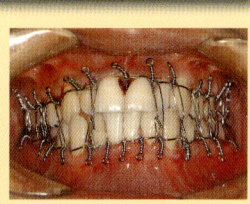　　顎間固定
2|8 部骨折　　2|8 部プレート固定

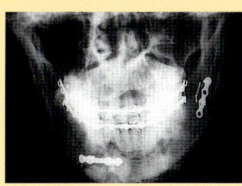

Check! 上顎骨骨折のル・フォーの分類も確認しよう！

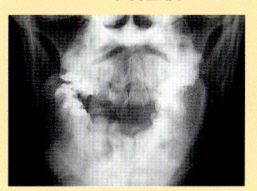

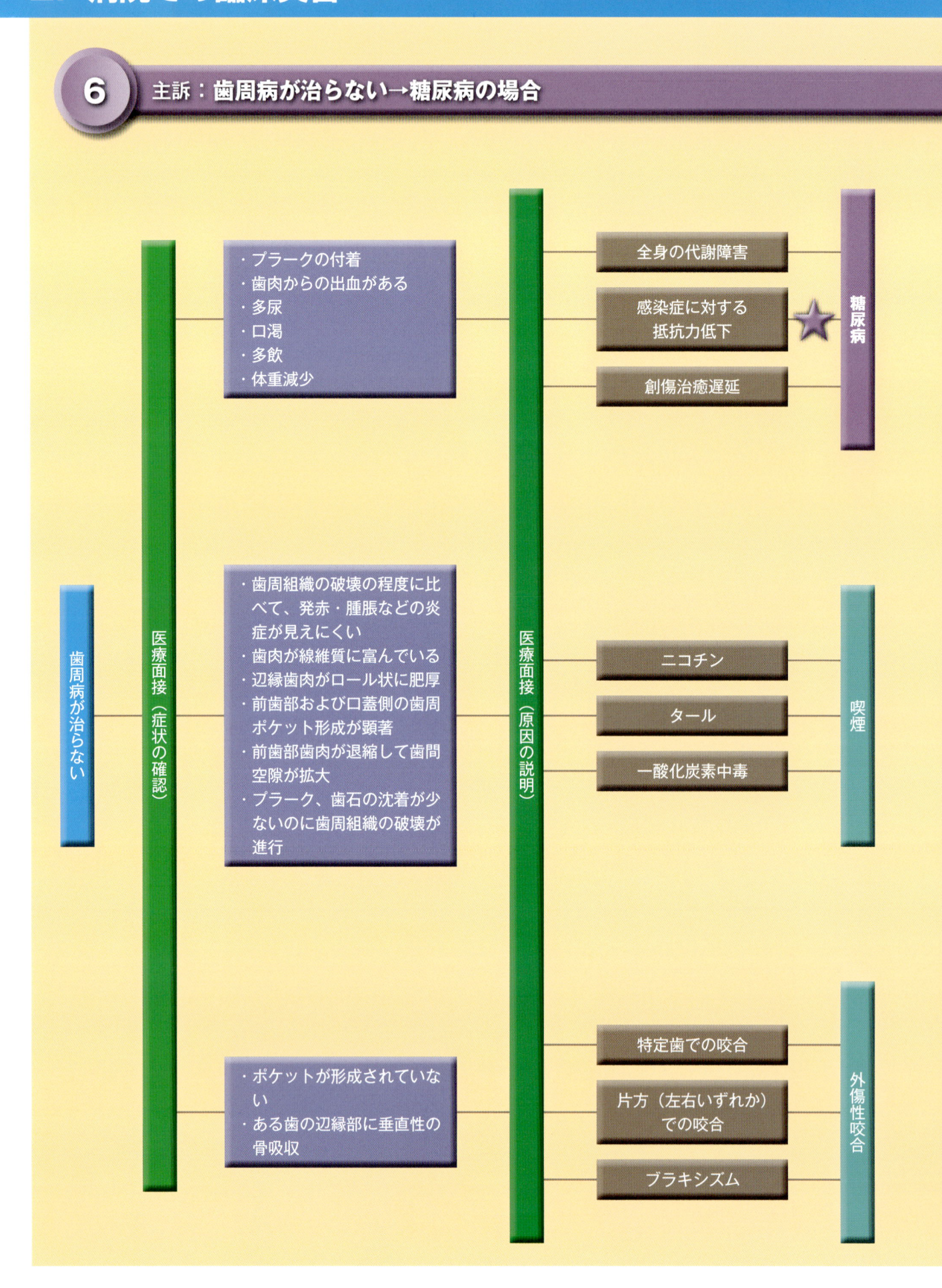

CHAPTER Ⅱ 臨床でみてこよう、学んでこよう 治療の流れと目的

2. 病院での臨床実習

6　主訴：歯周病が治らない→糖尿病の場合

歯周病が治らない

医療面接（症状の確認）
- プラークの付着
- 歯肉からの出血がある
- 多尿
- 口渇
- 多飲
- 体重減少

- 歯周組織の破壊の程度に比べて、発赤・腫脹などの炎症が見えにくい
- 歯肉が線維質に富んでいる
- 辺縁歯肉がロール状に肥厚
- 前歯部および口蓋側の歯周ポケット形成が顕著
- 前歯部歯肉が退縮して歯間空隙が拡大
- プラーク、歯石の沈着が少ないのに歯周組織の破壊が進行

- ポケットが形成されていない
- ある歯の辺縁部に垂直性の骨吸収

医療面接（原因の説明）

- 全身の代謝障害
- 感染症に対する抵抗力低下 ★
- 創傷治癒遅延

→ **糖尿病**

- ニコチン
- タール
- 一酸化炭素中毒

→ **喫煙**

- 特定歯での咬合
- 片方（左右いずれか）での咬合
- ブラキシズム

→ **外傷性咬合**

106

2. 病院での臨床実習　6）歯周病が治らない

歯周基本治療をしても歯周組織の炎症がなかなか改善しない

Check! 糖尿病の原因と症状、診断基準を確認しておこう！

Check! 血糖値の正常値を確認しよう！

＜糖尿病が歯周病の進行と治癒に及ぼす影響と口腔内の特徴＞
- 感染症に対する抵抗力低下による易感染性
- 創傷治癒遅延
- 顎炎等の重症感染症に移行しやすい

糖尿病多発性膿瘍

患者への糖尿病に関する確認事項

病識が乏しくコントロール不十分な糖尿病患者に注意する。
＜患者に聞くこと＞
- 罹病期間はどれくらいか？（長いほど合併症が発現しやすい）
- 自分の空腹時血糖値は？（100mg/dlが標準値、知らない人は病識ない）
- 食事療法を行っているか？（1日の摂取カロリーはどのくらいか？）
- 血糖降下剤を正しく使用しているか？
- インシュリン注射を使用しているか？
- 低血糖症状になった時の対応を理解しているか？

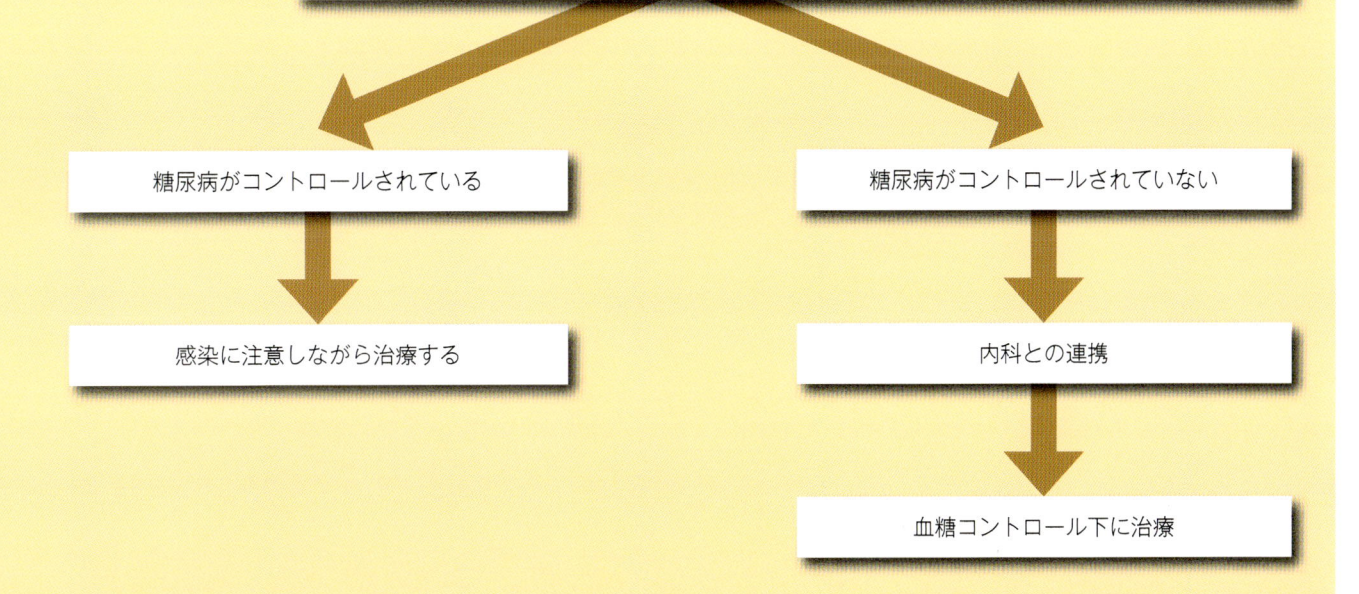

糖尿病がコントロールされている	糖尿病がコントロールされていない
感染に注意しながら治療する	内科との連携
	血糖コントロール下に治療

術後の患者への注意事項・指導事項

① 血糖コントロールに留意してもらう。
② 口腔清掃に気を配る。
③ 糖尿病を有する歯周病患者は、スケーリングや強いブラッシングで重傷炎症を起こすことがあるので、注意深く行うことが必要である。

CHAPTER Ⅱ　臨床でみてこよう、学んでこよう　治療の流れと目的

2. 病院での臨床実習

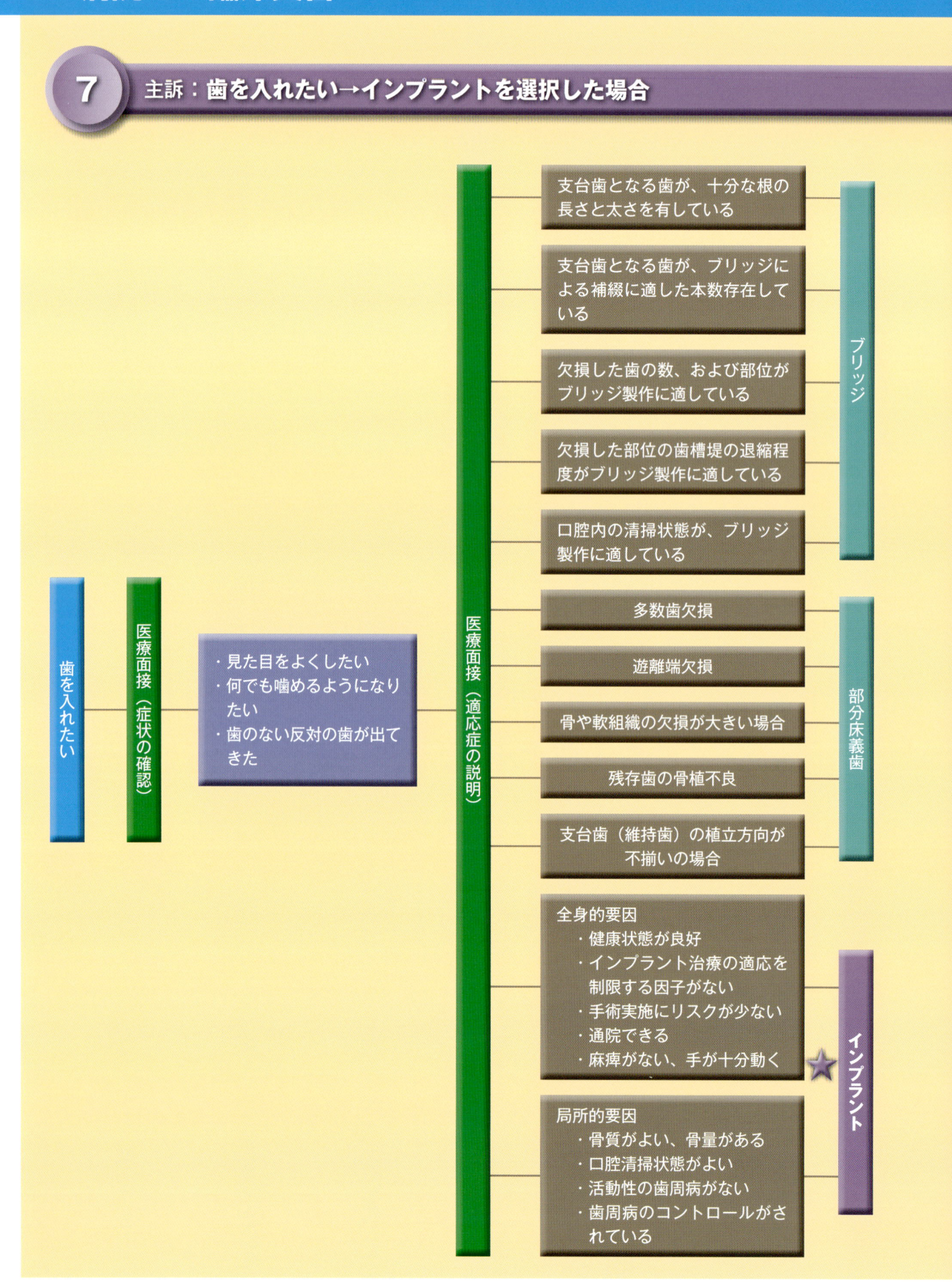

7　主訴：歯を入れたい→インプラントを選択した場合

歯を入れたい → 医療面接（症状の確認） →
- 見た目をよくしたい
- 何でも噛めるようになりたい
- 歯のない反対の歯が出てきた

→ 医療面接（適応症の説明）

ブリッジ
- 支台歯となる歯が、十分な根の長さと太さを有している
- 支台歯となる歯が、ブリッジによる補綴に適した本数存在している
- 欠損した歯の数、および部位がブリッジ製作に適している
- 欠損した部位の歯槽堤の退縮程度がブリッジ製作に適している
- 口腔内の清掃状態が、ブリッジ製作に適している

部分床義歯
- 多数歯欠損
- 遊離端欠損
- 骨や軟組織の欠損が大きい場合
- 残存歯の骨植不良
- 支台歯（維持歯）の植立方向が不揃いの場合

インプラント ★
- 全身的要因
  - 健康状態が良好
  - インプラント治療の適応を制限する因子がない
  - 手術実施にリスクが少ない
  - 通院できる
  - 麻痺がない、手が十分動く
- 局所的要因
  - 骨質がよい、骨量がある
  - 口腔清掃状態がよい
  - 活動性の歯周病がない
  - 歯周病のコントロールがされている

108

2. 病院での臨床実習　7）歯を入れたい

1回目

1）問診
　①全身的要因
　　・糖尿病、心疾患、骨粗しょう症など
　②生活習慣
　　・喫煙、ストレスなど

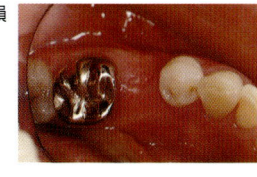

2）局所的要因の診査
　・歯周組織診査およびプラーク付着状態の評価
　・咬合診査（スタディモデルを咬合器に付着し、咬合状態、隣在歯・対合歯の状態を診査する。また、診断用ワックスアップを行い、これに基づいたサージカルステントを製作する）
　・インプラント埋入部位の歯肉歯槽粘膜の診査
　・画像診査（10枚法によるデンタルエックス線写真、パノラマエックス線写真）
　・臨床検査（主治医がいれば、照会状で全身的要因の確認をする）

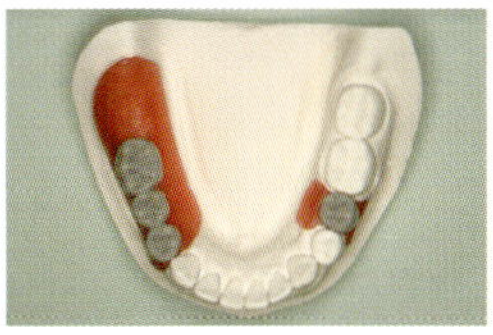

下5の1歯欠損

診断用ワックスアップ 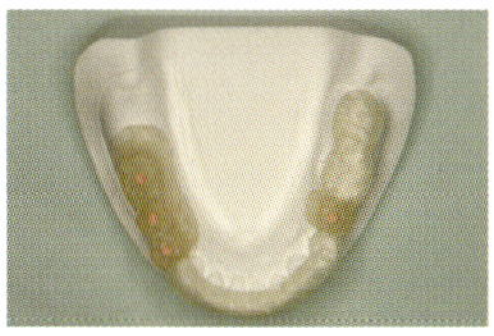　　サージカルステント

Check! インプラント治療が適さない症例は？

診断：骨質、骨幅、口腔清掃状態、残存歯の歯周組織の状態などからインプラント治療の可否を決定する

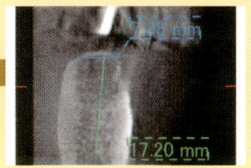

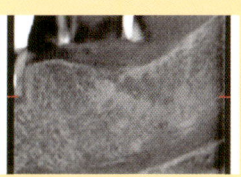

サージカルステントを装着し撮影した歯科用CT像

2回目

治療計画：前処置（歯周治療、骨造成の必要性など）
埋入法、治療期間、費用など

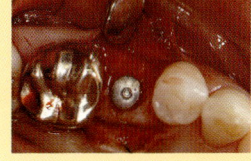

1次手術 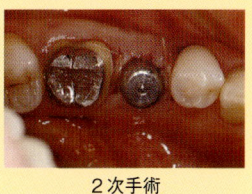　　2次手術

3〜4回目

インプラント埋入
1回法：骨の条件が良好な場合は1回の手術でインプラント体を歯肉縁上に露出させる場合がある
2回法：インプラント埋入後、カバースクリューを装着、粘膜弁で閉鎖する（1次手術）。下顎で約3ヵ月、上顎で約4〜6ヵ月、咬合力の負担を避け確実なオッセオインテグレーションを得て、2次手術を行う

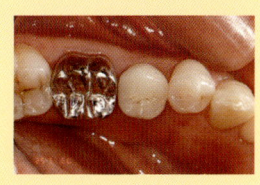

上部構造物装着

5回目以降

上部構造物の印象、作製、装着

Check! インプラントは一生もの？セルフケアの重要性を伝えよう

メインテナンス
　①プラークの付着状態、BOP、プロービング深さ、デンタルエックス線写真（辺縁周囲骨の吸収程度）、動揺度などの診査、PMTC
　②診査、プラークの除去にはプラスチック製器具を用いる

CHAPTER II 臨床でみてこよう、学んでこよう 治療の流れと目的

2. 病院での臨床実習

8 主訴：家族からの訴え－痰が絡む、口が乾燥している→口腔ケアを行う場合

〔入院直後で意識ははっきりしていない状態〕

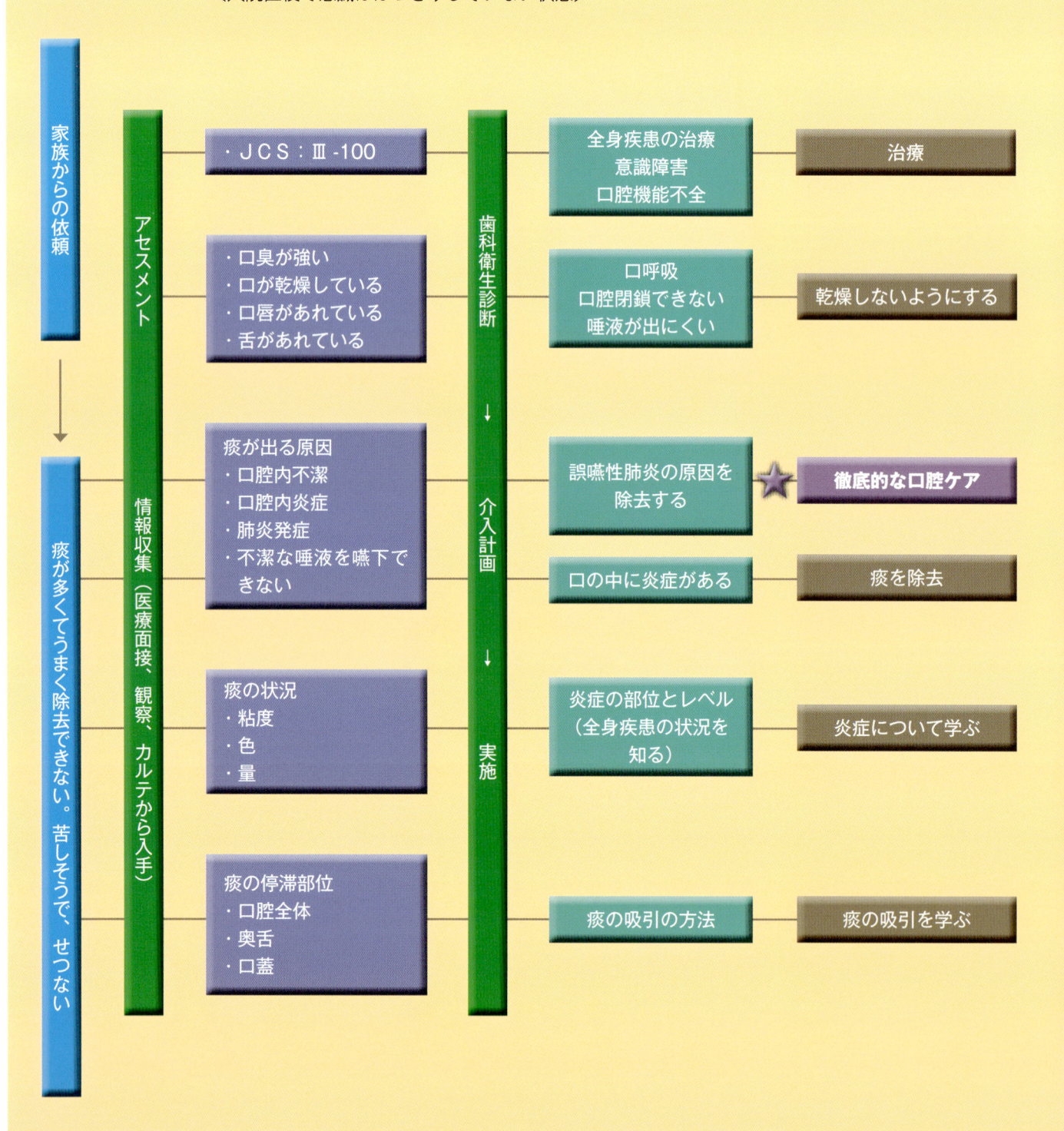

家族からの依頼 → 痰が多くてうまく除去できない。苦しそうで、せつない

アセスメント（情報収集（医療面接、観察、カルテから入手））

- JCS：Ⅲ-100

- ・口臭が強い
  ・口が乾燥している
  ・口唇があれている
  ・舌があれている

- 痰が出る原因
  ・口腔内不潔
  ・口腔内炎症
  ・肺炎発症
  ・不潔な唾液を嚥下できない

- 痰の状況
  ・粘度
  ・色
  ・量

- 痰の停滞部位
  ・口腔全体
  ・奥舌
  ・口蓋

歯科衛生診断 → 介入計画 → 実施

- 全身疾患の治療
  意識障害
  口腔機能不全 → 治療

- 口呼吸
  口腔閉鎖できない
  唾液が出にくい → 乾燥しないようにする

- 誤嚥性肺炎の原因を除去する ★ **徹底的な口腔ケア**

- 口の中に炎症がある → 痰を除去

- 炎症の部位とレベル（全身疾患の状況を知る） → 炎症について学ぶ

- 痰の吸引の方法 → 痰の吸引を学ぶ

（注）介入が遅れたり、内容が悪くても過敏が生じる

2. 病院での臨床実習　8）家族からの訴え－痰が絡む、口が乾燥している

声をかけてから、顔や口腔内に触れる

アセスメント

①口腔外の状況（過敏の有無、口唇の動き、乾燥、出血、外傷）
②開口度
③口腔内の状況（頬・唇粘膜、乾燥の部位、舌の色形、舌苔の面積・厚み歯肉の状況、
　　　　　　　　唾液の質・量、歯科治療の状況）

Check! どうして口の中がネバネバになるの？

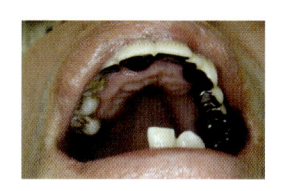

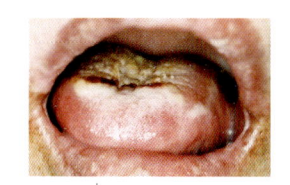

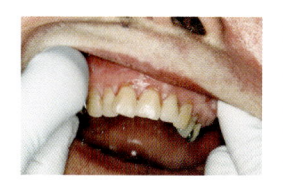

①粘膜観察
②口臭の程度（官能検査）、舌苔の有無と範囲
③歯や歯肉の状態

口腔ケア

粘膜ケア（粘膜ブラシによる掃除）による乾燥防止

Check! どうして口が乾燥するの？

痰を速やかに、除去しながら

- 口唇、舌、頬のストレッチ（唾液が出て口の中が潤ってくる） 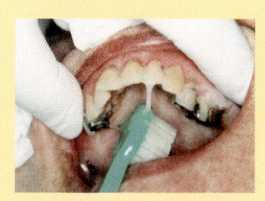
- 舌のケア
- 歯面の清掃 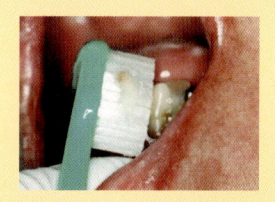
- フロスによる歯間部の清掃 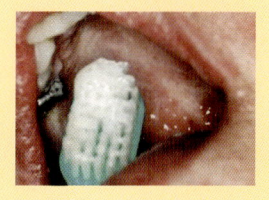
- 口腔周辺を清拭

評価

①口唇、開口度、唾液の分泌状況、乾燥状態を観察して、評価する。
②転院（リハビリテーション病院への転院が多い）後にも、口腔ケアを継続できるように口腔ケアに関する指導を行う。

Ⅱ-2 病院での臨床実習

CHAPTER Ⅱ　臨床でみてこよう、学んでこよう　治療の流れと目的

2. 病院での臨床実習

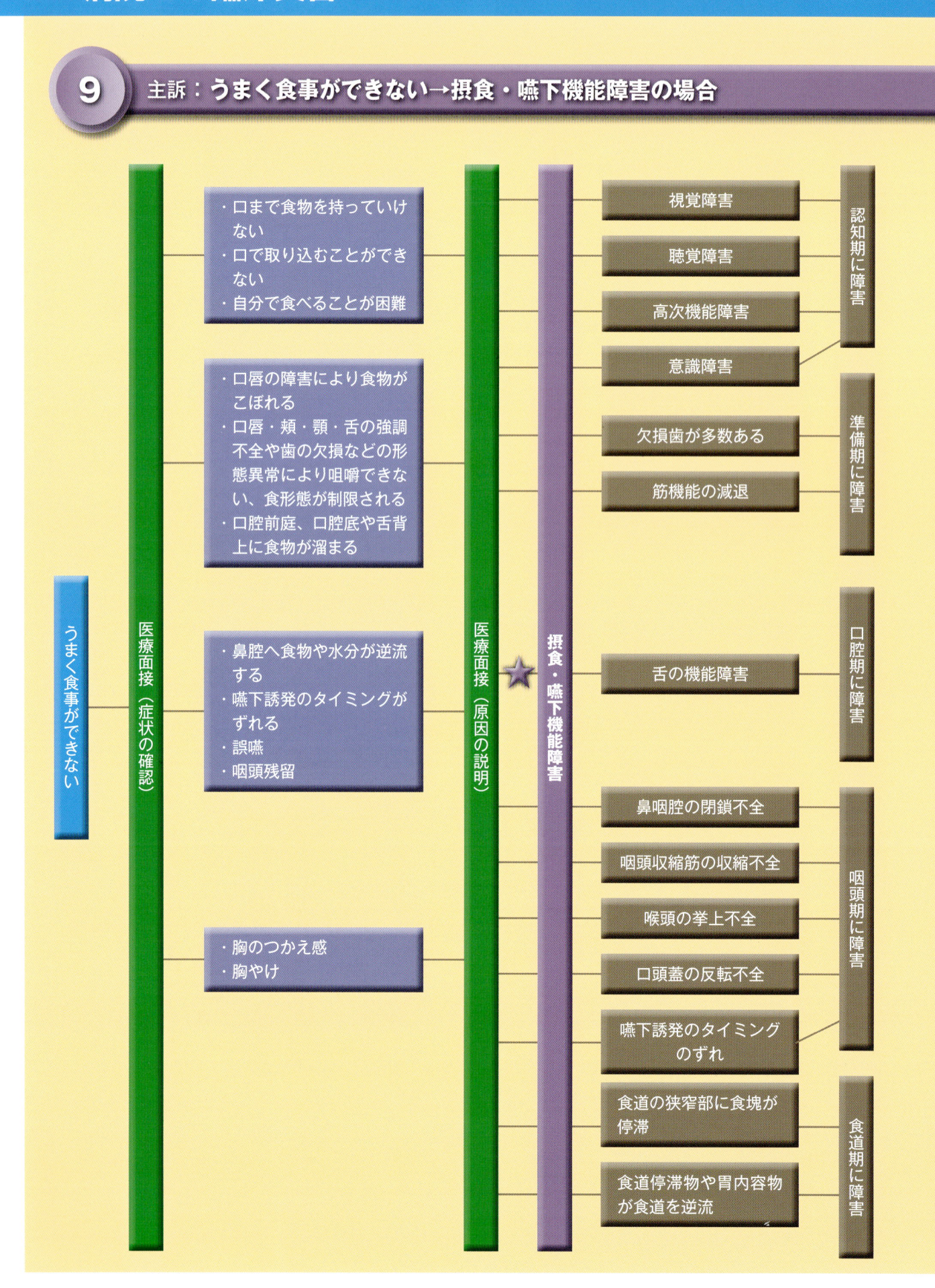

9　主訴：うまく食事ができない→摂食・嚥下機能障害の場合

うまく食事ができない → **医療面接（症状の確認）**

- ・口まで食物を持っていけない
- ・口で取り込むことができない
- ・自分で食べることが困難

- ・口唇の障害により食物がこぼれる
- ・口唇・頬・顎・舌の強調不全や歯の欠損などの形態異常により咀嚼できない、食形態が制限される
- ・口腔前庭、口腔底や舌背上に食物が溜まる

- ・鼻腔へ食物や水分が逆流する
- ・嚥下誘発のタイミングがずれる
- ・誤嚥
- ・咽頭残留

- ・胸のつかえ感
- ・胸やけ

→ **医療面接（原因の説明）** → **摂食・嚥下機能障害** ☆

認知期に障害
- 視覚障害
- 聴覚障害
- 高次機能障害
- 意識障害

準備期に障害
- 欠損歯が多数ある
- 筋機能の減退

口腔期に障害
- 舌の機能障害

咽頭期に障害
- 鼻咽腔の閉鎖不全
- 咽頭収縮筋の収縮不全
- 喉頭の挙上不全
- 口頭蓋の反転不全
- 嚥下誘発のタイミングのずれ

食道期に障害
- 食道の狭窄部に食塊が停滞
- 食道停滞物や胃内容物が食道を逆流

2. 病院での臨床実習　9）うまく食事ができない

栄養摂取状況を確認する

├─ 食事を経口から摂取しているがムセなど摂食・嚥下障害を疑わせる症状がある
└─ 食事を経口から摂取していない（経管栄養）が経口摂取を考えたい

食事場面を観察する　【介入の例】

①食べる時の良くない姿勢
- ひどい猫背　→　可及的に姿勢を正す
- 体幹が安定していない　→　体幹を安定させる
- 椅子からずり下がっている　→　体を引き上げ、腰を深くする
- 首が上を向いて飲む　→　飲む時やや前屈にする
- テーブルが高・低すぎる　→　椅子、机の高さを調整する
- 足底が接地していない　→　踏み台等で接地させる

②食べづらい食べ物
- 硬いもの　→　圧力釜等で柔らかくする
- パサパサするもの　→　あんかけ等でつなぐ
- 刻むとバラバラになるもの　→　あんかけ等でつなぐ
- べとつきが強いもの　→　ゼリーなどを交互に飲む
- 液体　→　トロミをつける

③良くない食べ方・食べさせ方
- 食べるペースが早すぎる　→　要監視、小皿に盛るなど
- 一口の量が多すぎる　→　食具や食器を工夫する

Check! 外見から機能障害はみつけられるの？

摂食・嚥下機能に関する診察をする　【介入の例】

- 目が覚めていない　→　ギャッジアップ・声かけ・口腔ケア
- 飲み込みが起こらない　→　咽頭アイスマッサージ
- 深い呼吸ができない　→　呼吸筋のストレッチ
- 喉頭挙上が弱い　→　頭部挙上訓練
- 首が硬く動かない　→　頸部のストレッチ、マッサージ
- 気息性嗄声がある　→　Pushing Exercise
- 湿性嗄声がある　→　呼吸訓練、咳訓練
- 構音が不良　→　舌、口唇、頬のストレッチ・PAP
- 痰が多い　→　吸引・排痰訓練
- 口腔内が異常に汚い　→　口腔ケア（保湿、舌苔等除去）
- 義歯や歯に問題あり　→　歯科治療へ

スクリーニングテスト

①改訂水飲みテスト（誤嚥のスクリーニング）
冷水3 mlを嚥下反射惹起なし、呼吸切迫、ムセ、湿性嗄声などの異常なく、3回繰り返し嚥下できれば、誤嚥の疑いは低いと判断する。

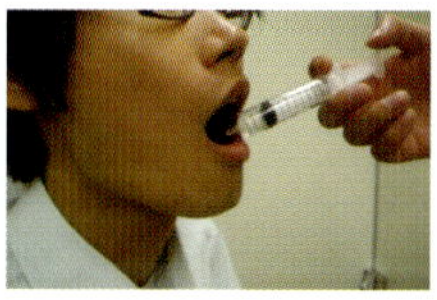

②咳テスト（不顕性誤嚥のスクリーニング）
1％濃度のクエン酸を超音波ネブライザから経口的に吸入させる。1分以内に5回以上咳が出たら不顕性誤嚥の疑いは低いと判断する。

症状改善　／　症状改善せず　／　より詳細な評価へ

経過観察へ
各期障害への対応は下記参照
（必要に応じ訓練を行ってもよい）

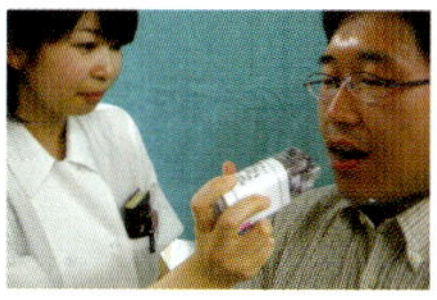

いずれか、もしくはいずれも不良　／　いずれも良好なら直接訓練開始を考慮　各期障害への対応は下記参照

診断
嚥下造影（VF）　　嚥下内視鏡（VE）

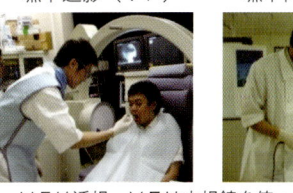

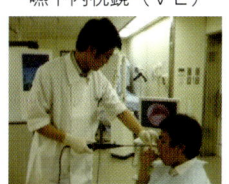

VFは透視、VEは内視鏡を使った嚥下の精査

誤嚥などの症状を軽減できる姿勢、食べ物、食べ方を検討する。安全な経口摂取の方法が確認できても、栄養摂取量が確保できなければ直接訓練レベルと判断する。栄養改善を早急に最優先する必要があれば経管栄養も考慮する。

各期障害への対応

認知期障害への対応
- 座位姿勢の確保
- アイスマッサージ
- 食べるペースを調整
- 声かけ
など

準備期障害への対応
- 食物性状の工夫
- 舌、頬等の機能訓練
- 構音訓練
- 歯科治療
など

口腔期障害への対応
- まとまりやすい食事
- リクライニング
- 舌の機能訓練
- PAPの装着
など

咽頭期障害への対応
- 摂食姿勢の工夫
- 嚥下方法の工夫（頸部前屈、横向き嚥下等）
- 軟口蓋寒冷刺激
など

食道期障害への対応
- 食後30分は座位
- 腹圧がかからない姿勢
- 呼吸訓練
- 頭部挙上訓練
など

CHAPTER Ⅱ　臨床でみてこよう、学んでこよう　治療の流れと目的

3. 歯科訪問診療

1 在宅訪問歯科診療の流れ

　訪問歯科診療では、事前情報の確認をまず行いましょう。時に訪問を依頼した家族や医療関係者などの情報と、本人の状態が異なる事があるからです。また、訪問診療において特に注意すべきことは、家族や介護者の主訴から生じた希望（デマンド）と専門的に見た真の原因と解決策（専門的ニーズ）は異なる場合があるということです。専門的ニーズは、アセスメントによって収集した情報を分析して探り出します。

　例えば、「歯肉からの出血をとめてほしい」という主訴（デマンド）をもって、利用者は専門職に依頼してきます。ここで大事なことは、すぐに止血のための処置を行うことではなく、「なぜ、出血するのだろうか」を考えることです。例えば、口腔ケアが悪かったことによる歯肉炎が原因であると判断されるなら、家族や関係者、本人に口腔清掃を励行してもらうことが解決策（専門的ニーズ）となります。

　「口腔が乾燥しているので、なんとかしてほしい」という事例では家族や本人は、口の中をその場で湿らせてもらうことを望むかもしれません。けれども専門的に見た場合、口腔乾燥は舌や頬、口唇が動かず口腔閉鎖ができないこと、唾液がでないことに起因しているはずです。よってここでは、口唇を閉じ唾液腺に異常がないことを確認したうえで、唾液腺を刺激して唾液をだすこと、すなわち口腔周囲を刺激し動かすことを行ってもらわなければなりません。

　現場で本人や介護者などのデマンドと専門的ニーズが異なっていることがわかった場合には、相手の言い分を真っ向から否定したりせず、十分にコミュニケーションをとり、専門的ニーズ、すなわち真の原因と解決策に気づいていただくというプロセスを必ずふむようにしましょう。

　現場で患者さんの希望を叶える医療処置はもちろん大切な事ですが、医療者としては真の解決を目指さなければなりません。誤った事前情報に基づいた判断やデマンドと専門的ニーズをはきちがえた判断をしてしまうと、治療や口腔ケアをしても効果があがらないという結果を招くことになります。だからこそ、訪問診療の場でまず行う情報の確認、正確なアセスメントがその後の適切な歯科診療の流れを作る上で大変重要になるのです。

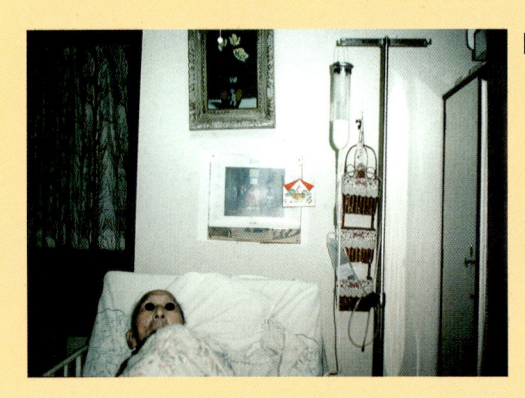

図18　在宅訪問歯科の現場で

114

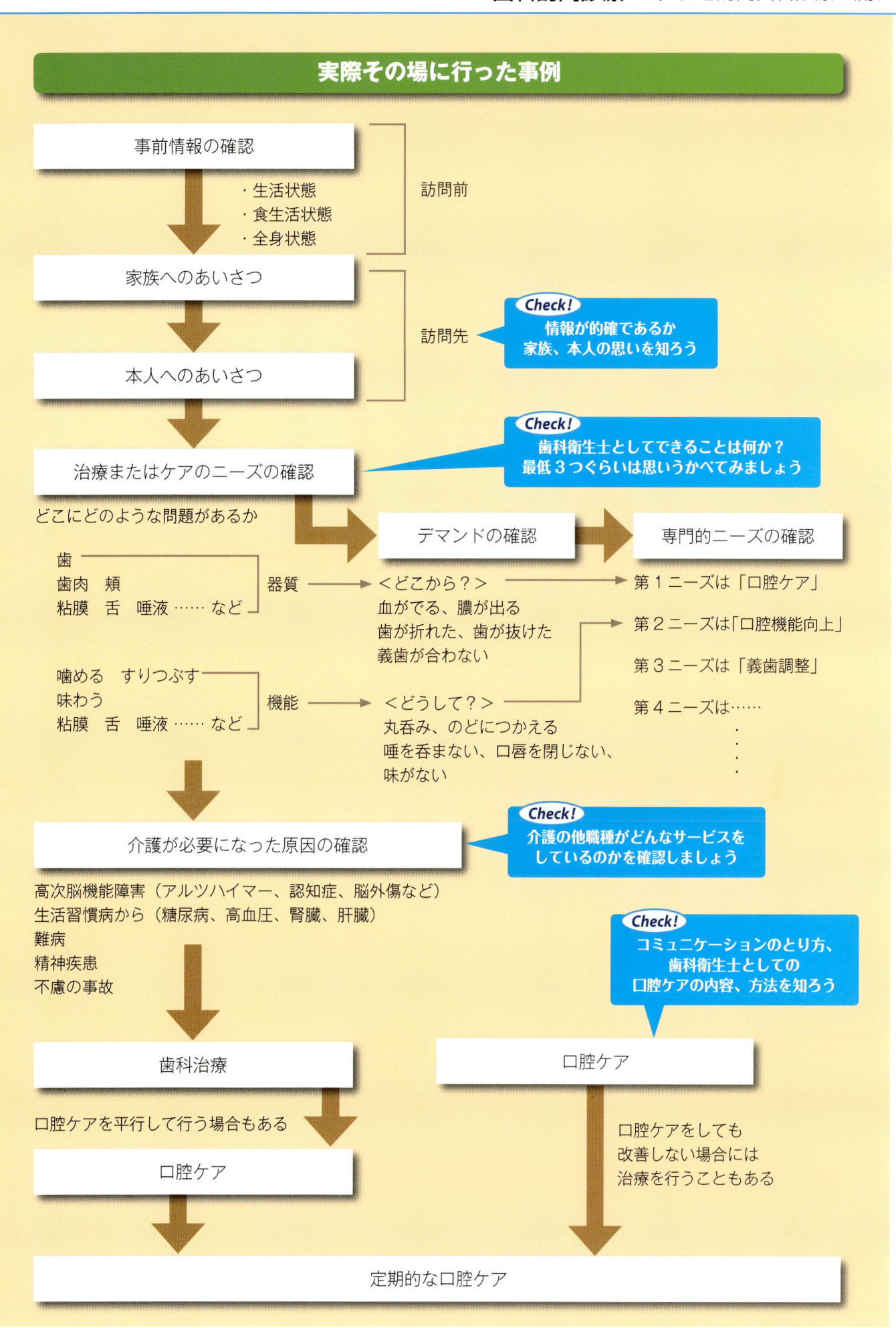

3. 歯科訪問診療　1）在宅訪問歯科診療の流れ

実際その場に行った事例

```
事前情報の確認
    │   ・生活状態
    │   ・食生活状態      訪問前
    ↓   ・全身状態
家族へのあいさつ
    │                    訪問先
    ↓
本人へのあいさつ
    │
    ↓
治療またはケアのニーズの確認
```

Check! 情報が的確であるか　家族、本人の思いを知ろう

Check! 歯科衛生士としてできることは何か？　最低3つぐらいは思いうかべてみましょう

どこにどのような問題があるか

歯	
歯肉　頬	器質
粘膜　舌　唾液……など	

→ デマンドの確認 → 専門的ニーズの確認

＜どこから？＞
血がでる、膿が出る
歯が折れた、歯が抜けた
義歯が合わない

噛める　すりつぶす	
味わう	機能
粘膜　舌　唾液……など	

＜どうして？＞
丸呑み、のどにつかえる
唾を呑まない、口唇を閉じない、
味がない

- 第1ニーズは「口腔ケア」
- 第2ニーズは「口腔機能向上」
- 第3ニーズは「義歯調整」
- 第4ニーズは……

↓
介護が必要になった原因の確認

Check! 介護の他職種がどんなサービスをしているのかを確認しましょう

高次脳機能障害（アルツハイマー、認知症、脳外傷など）
生活習慣病から（糖尿病、高血圧、腎臓、肝臓）
難病
精神疾患
不慮の事故

Check! コミュニケーションのとり方、歯科衛生士としての口腔ケアの内容、方法を知ろう

```
歯科治療                         口腔ケア
 │                                │
 │ 口腔ケアを平行して行う場合もある  │
 ↓                                │ 口腔ケアをしても
口腔ケア                           │ 改善しない場合には
 │                                │ 治療を行うこともある
 ↓                                ↓
        定期的な口腔ケア
```

II-3 歯科訪問診療

CHAPTER Ⅱ　臨床でみてこよう、学んでこよう　治療の流れと目的

4. 障がい者歯科診療

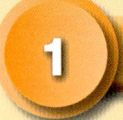

1 障がいのある人が来院したら

　障がいのある人への歯科的対応の基本理念は必要な歯科的情報を提供し、可能な限りの処置や保健指導を行うという歯科におけるノーマライゼーションにあります。
　そのため、診療補助を行うにあたっては次の①から④に挙げる事項を理解し、実践することが大切です。歯科診療スタッフと患者さんおよびそのご家族との会話をよく聞き、歯科衛生士の対応をよく観察して、実習に臨んでください。

①対応の目標

　歯科診療を行う上で気をつけること、配慮するべきことの有無の確認をします。これらの配慮をすることにより、安全で質の高い歯科診療の提供や患者・介護者のQOLの向上につながります。

1）身体的な目標
　・移動時や診療時の転倒・外傷・脱臼・骨折などの防止
　・器具の誤飲や軟組織の損傷など偶発事故の防止

2）心理的な目標
　・強引な治療や激痛下での処置、不適切な言動などで心理的苦痛を与えない

3）生理的な目標
　・心疾患や腎疾患、糖尿病、肝疾患など、循環動態、感染症、薬物代謝などの生理機能に対する配慮

4）教育的な目標
　・不安や恐怖の克服、忍耐力や自制心の養成、各機能の発達援助など歯科診療を通じて育成する対応

②情報収集

　まずは患者・介護者を知ること、見ることから始まります。その方1人ひとりに適した対応方法で歯科診療を行っていくためには、情報収集をしっかりと行うことが大切です。このことが信頼関係の確立、介護者を共同療育者に育成することにもつながり、その後の歯科診療をスムーズに進めることになりますので、人を見る目、理解する心が大切です。

1）医療面接

2）アンケート（※次ページ「アンケートの内容」を参照）

3）行動観察
　（1）行動観察のポイント
　　①言葉に対する反応、指示理解の程度
　　②人に対する反応。保護者（介護者）、医療スタッフ、人が変わった時の反応
　　③場所や場面が切り替わった時の行動・反応
　　④時間的変化と行動の変化
　　⑤診療室や器具・器材などへの反応や行動
　　⑥発達状態の記録（言語能力・運動能力）
　　⑦空腹や疲労、眠気、痛みなど生理的欲求に対する反応
　（2）記録のポイント
　　①客観的な記述
　　②場面や状況などの把握やイメージができる記述
　　③時間的経過が把握できる記述
　　④刺激と反応の因果関係を詳しく記述
　　⑤患者を中心とした記述
　　⑥会話や発達の段階、能力の程度、行動特徴などの記述

4. 障がい者歯科診療　1）障がいのある人が来院したら

③対応の手段

患者のなかには障がいがあることによって歯科診療にすぐに適応できない方もいます。医療スタッフ側が対応の手段を身につけ対応することにより、患者の持っている力を引き出し無理のないより安全で確実な歯科診療を提供することにつながります。

1）薬物を用いない行動調整療法
　（1）通法
　（2）身体抑制法（行動コントロール）

2）薬物を用いた行動調製法
　（1）前投薬
　（2）精神鎮静法
　（3）全身麻酔法

④歯科診療補助の実際

1）診療前に確認すること
　（1）体調や口腔内の様子
　（2）排泄の有無や食事の有無と時間
　（3）前回終了後の様子や来院時の様子
　（4）生活環境の変化
　　　など

2）診療後に確認すること
　（1）治療上（麻酔後の咬傷、観血処置後など）の注意
　（2）十分に誉めてもらう
　（3）嘘や脅かしはしない
　　　など

※アンケートの内容

1. 患者氏名、年齢
2. 障がいの種類（疾患名・手帳の有無）
3. 発達年齢
4. ADL
5. コミュニケーション手段（表出言語・言語理解）
6. 指示理解度、要求行動
7. 特異的行動の有無
8. 生活環境（在宅・通所・入所）
9. 主訴
10. 現病歴
11. 既往歴
　　（1）全身既往：①全身疾患の有無　②常用薬
　　　　　　　　　　③アレルギー
　　　　　　　　　　④感染性疾患の有無
　　（2）歯科既往：①歯科受診の有無・状況把握
12. 家族歴（家族構成、健康状態、アレルギー等の有無）

【参考文献】

1. 石井里加子，小暮弘子．歯科衛生士集団研修会，東京都立心身障害者口腔保健センター，東京，2009.

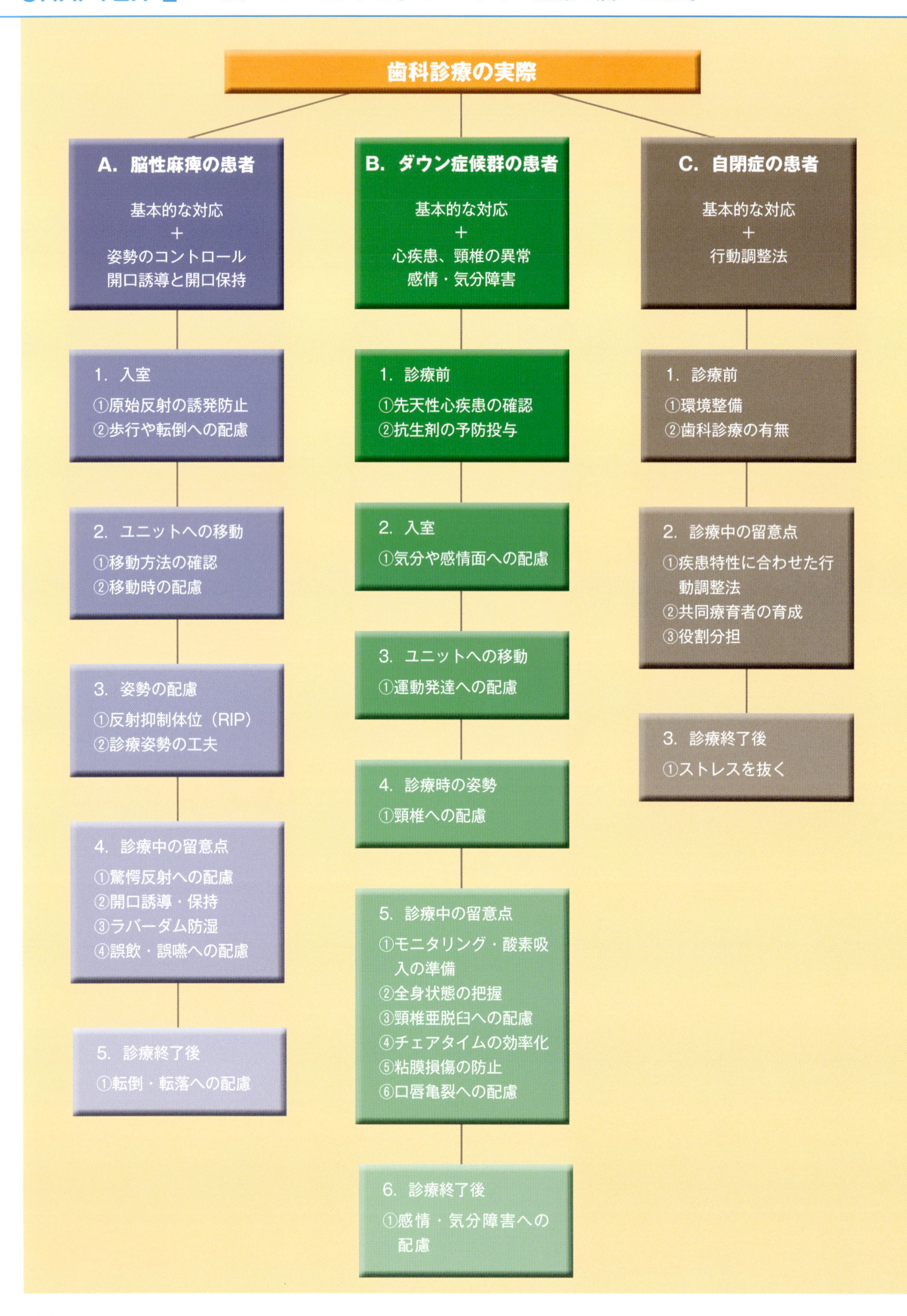

CHAPTER II　臨床でみてこよう、学んでこよう　治療の流れと目的

歯科診療の実際

A. 脳性麻痺の患者

基本的な対応
＋
姿勢のコントロール
開口誘導と開口保持

1. 入室
   ①原始反射の誘発防止
   ②歩行や転倒への配慮

2. ユニットへの移動
   ①移動方法の確認
   ②移動時の配慮

3. 姿勢の配慮
   ①反射抑制体位（RIP）
   ②診療姿勢の工夫

4. 診療中の留意点
   ①驚愕反射への配慮
   ②開口誘導・保持
   ③ラバーダム防湿
   ④誤飲・誤嚥への配慮

5. 診療終了後
   ①転倒・転落への配慮

B. ダウン症候群の患者

基本的な対応
＋
心疾患、頸椎の異常
感情・気分障害

1. 診療前
   ①先天性心疾患の確認
   ②抗生剤の予防投与

2. 入室
   ①気分や感情面への配慮

3. ユニットへの移動
   ①運動発達への配慮

4. 診療時の姿勢
   ①頸椎への配慮

5. 診療中の留意点
   ①モニタリング・酸素吸入の準備
   ②全身状態の把握
   ③頸椎亜脱臼への配慮
   ④チェアタイムの効率化
   ⑤粘膜損傷の防止
   ⑥口唇亀裂への配慮

6. 診療終了後
   ①感情・気分障害への配慮

C. 自閉症の患者

基本的な対応
＋
行動調整法

1. 診療前
   ①環境整備
   ②歯科診療の有無

2. 診療中の留意点
   ①疾患特性に合わせた行動調整法
   ②共同療育者の育成
   ③役割分担

3. 診療終了後
   ①ストレスを抜く

4. 障がい者歯科診療

MEMO

CHAPTER III

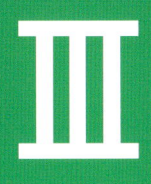

学んだことを振り返ろう！

CHAPTER III

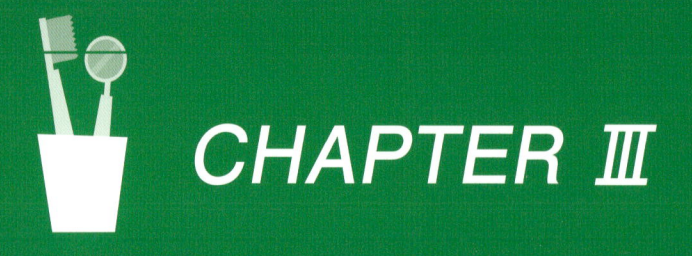

学んだことを振り返ろう

1. 実習中の学び・実習記録の書き方

　「実習は楽しいけど、実習記録を書くのはイヤ！」と言った学生さんがいました。これを読みながら「私もそう！」とうなずいた学生の皆さん、実は筆者もそうでした。
　しかし、皆さんが実習で疲れた身体で、頭を悩ませながら書き上げる「実習記録」こそ、「実習」を成立させるためになくてはならないものなのです。

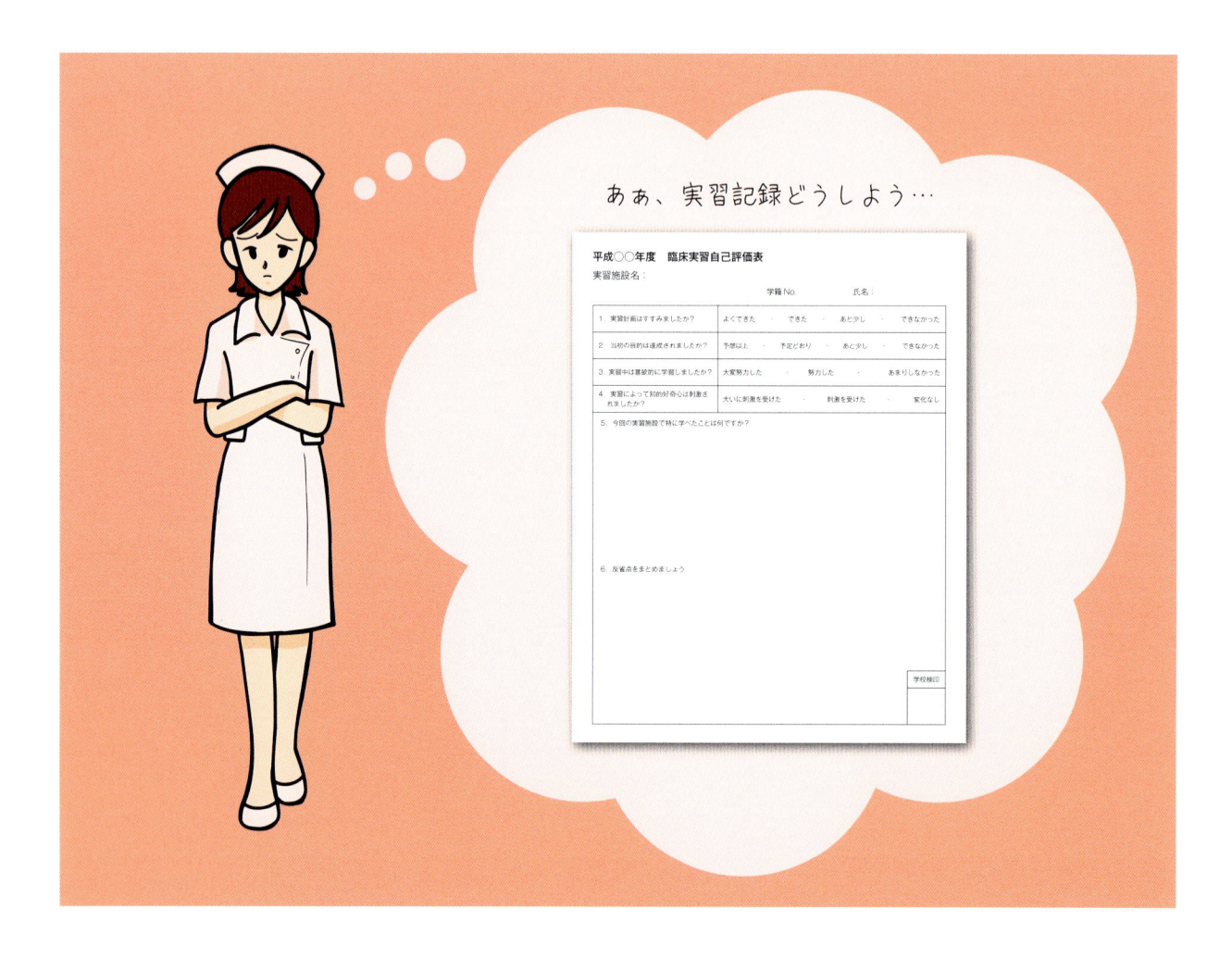

1. 実習中の学び・実習記録の書き方

1）記録の意義

　実習を通して学んだことを、「絶対に忘れないようにしよう！」と思ったとしても、次々に新しい情報が入ってくると忘れてしまうのが人間です。「実習記録」作成の意義としては、以下のようなことがあげられます。

ステップ7　「実習記録」作成の意義

①記録することでその日に学んだことを振り返り、また後日にも記録を手がかりに自分の記憶を呼び覚まし、学んだことを再度振り返ることができます。

②記録することで観察時に見逃したことや知識が不足している項目が明確になり、指導教員に確認したり自分で調べたりすることによって、新たな発見をしたり理解を深めたりすることができます。

③記録することで頭の中で散乱していた情報が整理されて記憶に定着しやすくなったり、バラバラだった情報同士がつながってその後活用しやすくなったりします。

④実習中に失敗したことやうまくいったことなどを記録することにより、感情に振り回されずに客観的に原因を分析し、今後の課題を整理することができます。

⑤人（指導教員）に見せて評価されることを前提に実習記録を書くことにより、誰が読んでも理解できる記録を書くための訓練を積むことができます。

⑥臨床および養成機関の指導教員は、実習記録を通して学生がどのような意識を持って実習に取り組み、どのような経験を積み、どの段階まで学習が進み、どんな問題を抱えているかなどの今後の実習指導に必要な事柄を知ることができます。

⑦学生が誤った理解をしている部分があれば、指導教員が正しい理解につなげる教育を行うことができます。

⑧不明な点を学生が頑張って調べた実習記録や、臨床で指導教員から受けた貴重なアドバイスを具体的に記録した実習記録は、国家試験勉強の参考書にも、就職後の業務の手引きにもなります（文字だけではなく、図解や表があればより有用です）。

⑨少しずつでも成長している自分や、かつて「こんなに頑張ることができた」自分を確認し、落ち込んだ時に自分を励ます「成長記録」となります（実習中および就職後）。

CHAPTER Ⅲ　学んだことを振り返ろう！

2）実習中の記録

実習記録は各学校指定の方法で記録しますが、一般的な記録の要点を以下に示します。

ステップ8　記録の要点

①実習記録のためにメモをとることは大切ですが、メモをとることに集中して観察や実技がおろそかになってはいけません。また、メモをとる際は、個人情報保護、感染予防対策、患者さんの状態に配慮し、患者さんに不信感や不快感を与えないようにしましょう。不明な点は、昼休みに自分で調べたり、指導教員に質問したりして確認します。

②1日の実習では多くのことを学びますが、そのすべてを実習記録に記載することはできません。実習記録には自分が設定した目標に関連したこと（自分が見聞・実習したこと、指導を受けたこと、調べたことなど）を整理して記録し、それをもとに客観的に自己評価を行います。自己評価は、「○○を失敗した。次回は頑張りたい」ではなく、その項目について「できたこと」「できなかったこと」や「理解していたこと」「知識が不足していること」などを具体的に記録し、原因と課題を考察します。「考察」が「感想」にならないようにしましょう。

③目標は「なぜその目標を設定したのか」が他者にわかるように記載します。目標設定は、実習開始前の事前学習や、前日までの実習記録での考察によって可能となります。

3）記入上の注意

毎日頑張って書いた「実習記録」は、きっとあなたの貴重な財産になると思います。以下に記入上の注意例をあげます。最初から完璧を目指さず、一歩ずつ前進しましょう。

ステップ9　記入上の注意例

①患者さん個人が特定できる情報を記載しないでください。

②楷書で丁寧に記載します。字は上手である必要はありませんが、「読みにくい」と指摘された特定の「くせ字」は意識して直すように努力しましょう。

③標準語、専門用語を使用し、会話文以外は「話し言葉」を使用しないようにします。

④不明な漢字や送り仮名は辞書で確認しましょう。また、公的に使用されている略語は、最初に正式名称を明記してください（質問されたときに答えられますか）。

⑤文章はできるだけ簡潔にし、一文をあまり長くしないようにしましょう。

⑥文献の内容をそのまま書き写すことは避けてください。設定した目標および自分が見聞・実習したことと関連づけて、要点を整理して記載しましょう。

⑦参考・引用文献を必ず明記してください。引用文献は引用ページと出版年（初版ではなく、引用した文献の発行年）を記載すると、後で自分が参照する際および指導教員が記載内容を確認する際に役立ちます（版で記載ページが異なることがあるため）。

2. 実習終了後の学び

　臨床実習が終了したら、必ず振り返りをします。実習中にどれだけの体験ができたのか、目標は達成できたかなどを確認し、実習による学習をさらに深めます。もちろん、日々に振り返り、それを積み重ねていくことが大切です。

　臨床実習では、指導教員らの患者さんへの対応が自分の予測した方法と異なっていたり、自分の説明をなかなか患者さんに理解してもらえなかったりという体験もしたと思います。それには、次のような理由があります。たとえば"右下第一大臼歯がC_1である"という同じ歯科医療問題を抱える患者さんであっても、性・年齢・ライフスタイル・生活環境あるいは文化背景などが一人ひとり異なります。うまく対処できなかった患者さんとの出会いもあったことでしょうが、改めて振り返ってみると、種々な症例、多様な患者さんに出会うことで、多くを学んだことに気づくのではないでしょうか。

ステップ10　ここが振り返りのポイント！

（1）提出物の整理（実習記録、実習報告レポート等）
（2）自己評価
（3）実習指導者からの評価
（4）実習報告会

1）臨床実習の自己評価

　自己評価は実習を振り返り、客観的に今後の学習の方向性を見いだすためのものです。実習の期ごとに学んだことを総括的にまとめ、自己評価を行います（表25）。

表25　自己評価の意義とねらい

	自己評価の意義	ねらい
1	自分の行動を自分で評価する	□ 目標は達成できたかを確認する □ 自分の行動（身だしなみ・態度、積極性・意欲、協調性、知識、技能等）を振り返る
2	自分の良い点と さらに学習の必要な点を明らかにする	□ 実習活動の中で気づいた自分の良い点を知る □ 足りなかったものは何かを考える □ さらに学習を必要とする点を知る
3	これからの課題を明らかにする	□ ステップアップしたい課題を決定する □ そのための作戦を考える
4	他者評価との比較をする	□ 他者が自分の行動をどう受け止めているかを知る □ 自分に甘くないか、反対に厳しすぎないかを知る
5	指導者や教員とのコミュニケーションを図る	□ お互いの思いを語るきっかけになる □ 実習に対する感謝、要望を伝える

CHAPTER Ⅲ　学んだことを振り返ろう！

　自己評価は、毎日の実習が終了した時点で行ったり、実習終了後に全体を振りかえって行ったりします。実習終了後に行った自己評価の例を示します（表26）。この表は、経験の振り返りと感想が主体となっているため主観的ですが、実習を通して成長していく過程を知ることができます。例示した形式の他に、実習目的・目標の達成度や実習態度を評価基準に当てはめて、客観的に評価する自己評価表もあります。

表26　自己評価の一例

平成○○年度　前期臨床実習　自己評価表
サボテン歯科衛生士専門学校

実習施設名：オアシス歯科医院

学籍No. 3412　　氏名：○﨑○子

1．実習計画はすすみましたか？	よくできた　・　**できた**　・　あと少し　・　できなかった	
2．当初の目的は達成されましたか？	予想以上　・　**予定どおり**　・　あと少し　・　できなかった	
3．実習中は意欲的に学習しましたか？	大変努力した　・　**努力した**　・　あまりしなかった	
4．実習によって知識は確実なものになりましたか？	大いに身についた　・　**身についた**　・　変化なし	

5．今回の実習施設で特に学べたことは何ですか？

・フラップ手術の流れ、必要器具、サージカルパックの役割
・治療前後の血圧測定
・コンポジットレジン修復時における歯科診療補助
・位相差顕微鏡を活用した歯科保健指導
・往診（訪問歯科診療）の同行を体験できたこと

> 臨床実習3施設目です。
> これまでの実習内容になかったものを箇条書きにまとめています。
> もう少し患者とのコミュニケーションや歯科診療時の配慮などに視点をおいて実習するとよいでしょう。

> 達成感が出ています。実習記録もよく書けていました。

6．反省点をまとめましょう

　一つの治療についてじっくり学ぶことができました。

　反省は、もう少し自分で前もって色々なことについて、調べ、レポートも器具、薬剤の名称だけを書くのではなく、どのような効果があって、それがどの場面で使用されるかを書くべきだと気づきました。
　次回からは、実行してみます。

　また、教科書等で調べてレポートを書く時、教科書に書いてあるものをそのまま書くのではなく、わかりやすくまとめて書こうと思います。

> これからの学びをどのように展開していくのか、このように具体的に書き出してみるといいですね。

> この決意がさわやかです。文書にし、形にすること、宣言することで、自らの行動を誘導していく作戦もあるんですよ。

　今後の課題を見つけることができました。

> 実習での学習方法をつかみ、始めているようです。実習計画で立てた目標の達成状況も振り返ってみるとさらに充実しますよ。

学校検印　Ⓕ

2. 実習終了後の学び

2）実習施設からの評価

臨床実習生に対する評価は、主に指導教員が行います。評価は、実習態度・行動を観察し、また提出された実習記録物を用いて行われます。

各実習施設での実習評価表は学校に集められ、学生自身による振り返りや学内教員による実習指導の資料になります。また、この評価は、臨床実習成績の主要な一部になります。

しかし、点数に一喜一憂するのではなく、結果を真摯に受け止めて自らの実習を振り返りましょう。評価項目にない事柄に対する指導教員のコメントもあります。ある実習生に対する1学年時早期臨床実習の評価表を例示します（表27）。この学生は、全体の評価が大変良く本人は喜んでいましたが、指導教員のコメントを読んでどきりとしたようでした。しかし、「確かにそんなところがあります。これからはお話を最後まで聞くように気を付けます」と言っていました。今後の成長が楽しみです。

表27　評価表の一例

平成○○年度　第36期生　臨床実習評価表

1学年	学籍番号	3602	氏名	○上　○子

実習	みかん歯科クリニック	評価	青空　晴太郎

項目	内容	評価 A	評価 B	評価 C	備考
身だしなみ	ユニホーム・化粧・髪・爪・装身具	○			
言葉づかいと態度	あいさつ・言葉遣い・返事	○			
	自ら積極的に学ぶ	○			
	患者やスタッフとのコミュニケーション	○			
職業人としての自覚	時間厳守	○			
	指示に対する受け入れ			○	
知識と技術	患者の誘導	○			
	器械器具類の消毒、滅菌	○			
	簡単なチェアサイドワーク	○			
	実習記録内容	○			

[評価基準] A……よくできた　　B……だいたいできていた　　C……できていなかった

お気づきになったことをお書きください

人の話を最後まで聞かずに口をはさむ傾向がある。 もう少し聞き上手なところが必要だろう。 早合点して行動しやすい。	評価者 青空

サボテン歯科衛生士専門学校

CHAPTER III 学んだことを振り返ろう！

3）実習報告会による評価など

　実習記録（出席表、資料、自己評価表および実習報告レポートなど）は、実習ファイルに整理して、学校へ提出します。提出には期限があります。期限を守って指定された形式で提出しましょう。提出物はもちろん、臨床実習評価の対象です。

　また、多くの学校では臨床実習終了後に報告会が実施されます。実習報告会開催の目的は、学生が各自学んだことを振り返り、学習成果を確認することにあります。そしてその成果を発表しあうことにより、他の学生の学びを共有することもできます。臨床実習は、実施する学年・時期別に、目的を定めて段階的に計画されています。ですから、1学年の早期実習と最終学年の実習では、実習内容および求められる学習の深さが異なります。それぞれの実習時期の目的を理解して実習に臨み、報告会ではテーマを明確にして成果を発表しましょう（表28）。図19、20はPowerpointを使用した発表例です。

表28　実習報告会発表までの流れ

	流れ	ポイント
1	テーマを選ぶ	□ 興味深く、印象的な症例
		□ 歯科衛生士業務の工夫や患者への配慮
		□ 機械器具や使用されている薬品についてなどにしぼった内容を深くまとめる場合もある
		■ 教科書的じゃなく、現場の香りがする内容がgood！
2	発表方法を選択	□ パソコン Powerpoint
		□ 模造紙への書き込み
		□ 口頭
		□ レポート提出
		□ その他
3	作成	□ 発表時間、規定に応じた内容量にまとめる
		□ タイトル、学校名、学籍番号、氏名を明記する
		□ 箇条書きにし、わかりやすく色、レイアウトを工夫する
		□ 適切な図や表、写真等を使用する
		□ 原稿作成
4	発表のリハーサル	□ 時間を測る
		□ 発表の練習
		■ 現物の提示、デモンストレーション実施、体験をしてもらうなどのアイデアも考えてみよう！
5	資料の準備	□ 質問に備えて実習記録や必要な専門書などの資料を用意しておく
		□ 内容に応じた準備物を整える
6	発表	□ 自信をもって大きな声で発表
		□ 他の報告からも学ぶ
（＾u＾）検討を祈ります！		

2. 実習終了後の学び

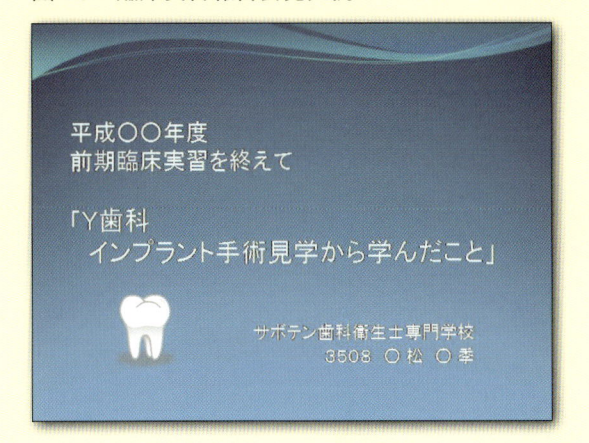

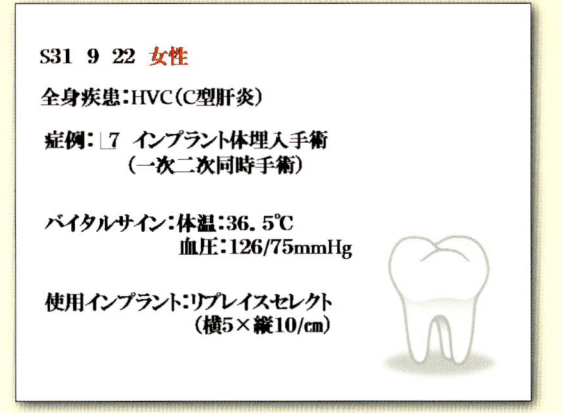

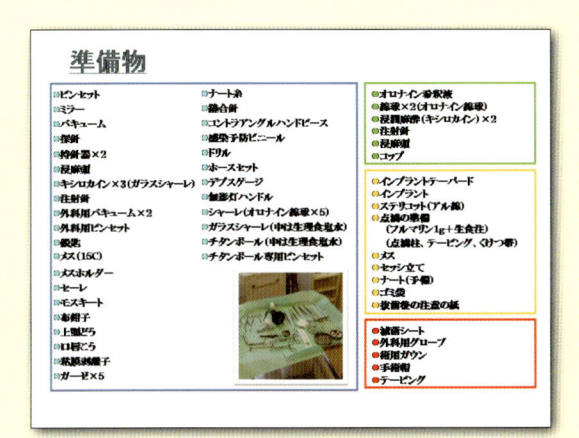

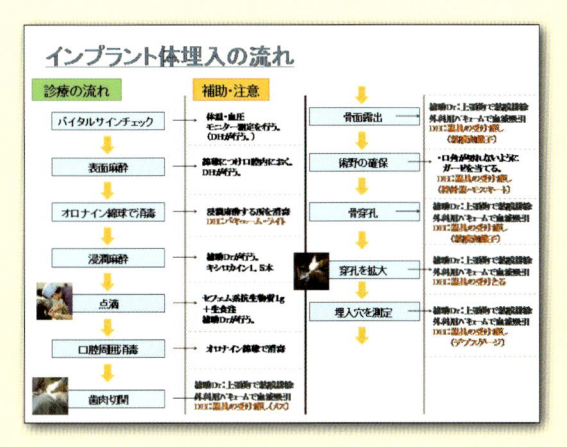

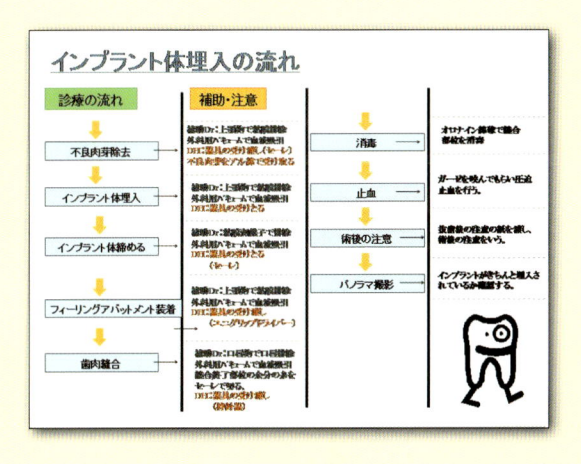

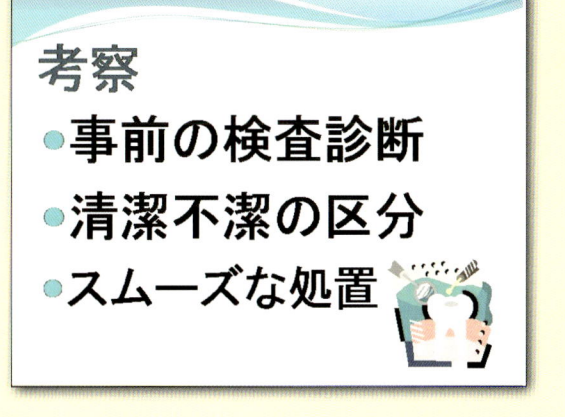

図19 臨床実習報告会発表例

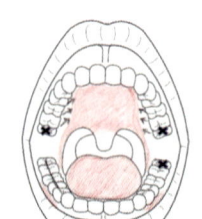

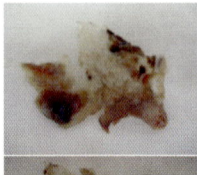

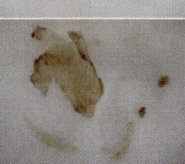

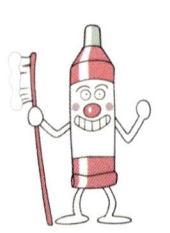

CHAPTER III　学んだことを振り返ろう！

図20　臨床実習報告会発表例

【参考文献】

1. 真木吉信, 合場千佳子, 船奥律子, 北原 稔, 白田チヨ ほか. 臨地実習 HAND BOOK. クインテッセンス出版, 2009, 126-133.
2. 津島 律. 看護学生のための臨床実習の実際. メヂカルフレンド社, 東京, 第1版, 1991；120-137.
3. 髙谷 修. 看護師に役立つレポート・論文の書き方. 金芳堂, 京都, 第1版, 2006；79-92.

これから
プロを目指すあなたへ

　臨床実習では、患者さんのご理解とご協力を得て、指導教員の指導をうけながら沢山の事柄を学びました。人間性の面でもずいぶんと成長したのではないかと想像します。あなたの歯科衛生士像は描けてきましたか。手本にしたい歯科衛生士像は見つかりましたか。それらの学習成果は、あなたが実習生として着実に努力したことによって得られました。よく頑張りました。

　一方、その学習成果は、皆さんの臨床実習を全面的にサポートしてくださった指導教員をはじめとするスタッフの皆様、実習生に貴重な体験の機会を与えてくださった患者さんがいらしたからこそ得られたものでもあります。このように貴重な体験学習ができたことを感謝し、忘れないでください。これから国家試験を受けて歯科衛生士としての一歩を踏み出すのですが、専門職・歯科衛生士として成長することが、これらの人々に対する最善のお礼になります。専門職・歯科衛生士として成長をめざすことで、これまでのあなた自身の努力が生きてきます。「歯科保健医療者は、患者さんの健康支援をするために、様々な知恵を働かせ、能力を発揮することで自分自身の毎日を充実させている」と前に述べました。あなたが専門職業人であるためには、生涯にわたって学習者であり続けることが必要です。専門職として自らを高めることが、あなたの人生を充実させてくれることを願っています。

クインテッセンス出版の書籍・雑誌は、歯学書専用
通販サイト『歯学書.COM』にてご購入いただけます。

PCからのアクセスは…
歯学書　検索

携帯電話からのアクセスは…
QRコードからモバイルサイトへ

QUINTESSENCE PUBLISHING 日本

歯科衛生士教育サブテキスト
臨床実習 HAND BOOK

2010年3月10日　第1版第1刷発行
2020年1月20日　第1版第4刷発行

監　著　者	眞木吉信／藤原愛子／高阪利美 石井実和子／泉野裕美
発　行　人	北峯康充
発　行　所	クインテッセンス出版株式会社 東京都文京区本郷3丁目2番6号　〒113-0033 クイントハウスビル　電話(03)5842-2270(代表) 　　　　　　　　　　　　(03)5842-2272(営業部) 　　　　　　　　　　　　(03)5842-2279(編集部) web page address　https://www.quint-j.co.jp/
印刷・製本	大日本印刷株式会社

©2010　クインテッセンス出版株式会社　　　　　　禁無断転載・複写
Printed in Japan　　　　　　　　　　　　　　　落丁本・乱丁本はお取り替えします
ISBN978-4-7812-0126-9 C3047　　　　　　　　定価は表紙に表示してあります